U0257995

微信扫码获取配套学习资源
成为儿推会员即享超值福利

专家悉心讲解小儿推拿操作手法，帮你快速掌握湘西刘开运小儿推拿要领。

教学视频

专家在线一对一答疑解惑，帮你解决小儿推拿使用过程中遇到的各种问题。

专家答疑

加入小儿推拿科普圈，获取更多小儿推拿流派教学视频等专业、权威、系统的小儿推拿知识。

科普圈

无须下载　　免去注册　　省时提效

正版授权码：0002L6KC4E5LBH7

1. 微信点击扫一扫；
2. 扫描本页二维码；
3. 关注"青版图书数字服务"；
4. 输入正版授权码，获取教学视频。

·全国著名小儿推拿流派·

湘西刘开运小儿推拿

彭进 编著

青岛出版集团
青岛出版社

图书在版编目（CIP）数据

湘西刘开运小儿推拿 / 彭进编著. — 青岛：青岛出版社, 2022.3

ISBN 978-7-5552-2805-9

Ⅰ.①湘… Ⅱ.①彭… Ⅲ.①小儿疾病—推拿 Ⅳ.①R244.15

中国版本图书馆CIP数据核字(2021)第272737号

书　　名	XIANGXI LIU KAIYUN XIAO'ER TUINA 湘 西 刘 开 运 小 儿 推 拿
编　　著	彭　进
出版发行	青岛出版社
社　　址	青岛市海尔路182号（266061）
本社网址	http://www.qdpub.com
邮购电话	0532-68068091
策划编辑	刘晓艳
责任编辑	王秀辉
装帧设计	毕晓郁
图片摄影	李春帆
操作示范	罗界兰　陈　明
模　　特	陈颢午　尚墨洋
照　　排	青岛乐道视觉创意设计有限公司
印　　刷	青岛双星华信印刷有限公司
出版日期	2022年4月第1版　2022年4月第1次印刷
开　　本	16开（172 mm × 244 mm）
印　　张	19
字　　数	260千字
书　　号	ISBN 978-7-5552-2805-9
定　　价	59.80元

编校印装质量、盗版监督服务电话　4006532017　0532-68068050

建议陈列类别：中医保健　推拿按摩

前言

小儿推拿是古老的传统医疗保健方法之一，它经济、简便、易于掌握、疗效明显、安全可靠，并且在治疗儿科某些疑难病症方面有独到之处，又无服药之苦，所以深受广大群众欢迎。湘西刘开运小儿推拿是现代流传于世最为传统的古典小儿推拿之一。其操作方便、适应证广、疗效显著，1958年就被卫生部作为卫生适宜技术向全国推广。刘开运主持编写的《小儿推拿疗法》被作为全国赤脚医生教材传向祖国的大江南北，对我国现代小儿推拿的发展起到了巨大的推动作用。60多年过去了，刘开运小儿推拿在临床上依旧有着极其显著的疗效，无愧为中医儿科最好的医疗保健手段之一。

本书的编写以继承、发扬恩师刘开运教授的学术思想及经验为宗旨，作者以跟师学习16年的讲义、笔记、心得体会为基础加以整理，得到了刘开运教授之子刘景元、孙女刘盈盈及其学术继承人石维坤教授的大力支持。今逢盛世，又得国家卫生主管部门力助，小儿医疗保健产业如火如荼，故编写本书，意欲将此良法广为传播，为构建我国小儿中医药医疗保健服务体系贡献自己的力量。

全书共分四个章节，第一章简要地介绍了湘西刘开运小儿推拿的一般知识；第二章介绍湘西刘开运小儿推拿的常用穴位和常用手法；第三章介绍近百种小儿常见疾病的推拿治疗；第四章介绍小儿保健推拿方法。另外，书后附有常用穴位操作手法图示和穴位索引，方便读者查找和使用。

编者

目
CONTENTS
录

目 录
CONTENTS

目 录
CONTENTS

第三章
小儿常见疾病的推拿治疗

目
CONTENTS
录

目录

CONTENTS

第四章
小儿保健推拿

附录

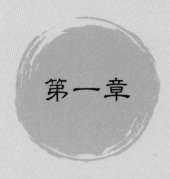

第一章

湘西刘开运小儿推拿基础

湘西刘开运小儿推拿，源于明末宫廷，它以阴阳五行、气血津液、脏腑经络、病因病机等中医理论为指导；以脏腑经络、气血津液的生理病理为基础；以整体观念和辨证论治为准绳，按"理、法、方、推"诊疗小儿疾病。

一 湘西刘开运小儿推拿源流

小儿推拿俗称小儿按摩，又称"掐惊"。它是在传统中医理论指导下，运用特定的小儿推拿手法刺激小儿体表的特定穴部来防治小儿疾病的手法医学。

按摩，人类最古老的医术之一，在现存最早的医书《黄帝内经》中有不少关于按摩的记载。远在两千多年前的战国时期，按摩就广泛地被应用于医疗保健。医圣张仲景首次记述了用胸外心脏按摩术救治缢死的病人。

魏晋南北朝时期保健按摩流行，当时的养生书中对此有不少记载。隋唐时期许多医学著作中也记载了儿科及按摩方法。如唐代孙思邈的《千金要方》《千金翼方》各三十卷，有大量的儿科按摩方法。金元时期，中国医学百家争鸣，名医辈出，对儿科理论的丰富起了重要的作用，为小儿推拿的发展奠定了很好的基础。明代，不仅设有按摩科，而且按摩在治疗小儿疾病方面，已经积累了丰富的经验，形成了小儿推拿的独特体系，有不少小儿推拿专著问世，如我国现存最早的小儿推拿专著《小儿按摩经》，从诊法、辨证、穴位、手法、治疗方法等方面对小儿推拿做了全面系统的论述，对后世小儿推拿的发展起到了十分重要的作用。

湘西刘开运小儿推拿，源于明末宫廷，它是现代唯一还保留了明代以前古老技法的小儿推拿。它真正做到了以阴阳五行、气血津液、脏腑经络、病因病机等中医理论为指导；以脏腑经络、气血津液的生理病理为基础；以整体观念和辨证论治为准绳，按"理、法、方、推"诊疗小儿疾病。它真正符合《黄帝内经》《伤寒杂病论》《神农本草经》等古典中医的理论与实践。湘西刘开运小儿推拿是具有浓厚中医特色的专科，其"理、法、方"与内、外、妇、儿等科完全一致，但它与这些学科并不是并列关系，这些学科都是其基础。

清代以后，有关小儿推拿的著作繁多，小儿推拿得到推广。新中国成立后，国家高度重视中医的传承和发展，湘西刘开运小儿推拿得到了很好的推广。

1958年以来，原湖南吉首卫校、湘西自治州卫生局、湖南省卫生厅、国家卫生部都非常重视刘开运教授的学术经验，多次组织刘开运小儿推拿及其中医学术经验的整理、推广工作，举办了20余期国家级、省级培训班，出版了数本专著。如：1959年湖南省中医药研究所组织，以刘开运为主编写的《简易小儿推拿疗法》，1960年5月由湖南科学技术出版社出版；湘西土家族苗族自治州卫生学校组织，刘开运主持编写的

《小儿推拿疗法》，1975年4月由湖南人民出版社出版；1984年，参与编写《中国医学百科全书·推拿学》；1992年由湖南省卫生厅主持，刘开运小儿推拿疗法被拍摄成4集系列科教片《推拿奇葩》。

自1958年起，刘开运小儿推拿作为卫生适宜技术开始向全国推广，1975年《小儿推拿疗法》被卫生部作为赤脚医生教材，将湘西刘开运小儿推拿进一步推向全国。

2017年，国家中医药管理局把以小儿推拿为旗帜的刘氏针灸推拿正式列入国家首批传统中医学术流派，先命名为"湖湘五经针灸推拿学术流派"，后正式命名为"湖湘五经配伍针推流派"。

 ## 二　湘西刘开运小儿推拿的一般知识

中医有句谚语："宁治十男子，不治一妇人；宁治十妇人，不治一小儿！"这是因为小儿脏腑娇嫩、形气未充，发病容易、传变迅速，而且无法自述病情。小儿因体骨未全，血气未定，脏腑薄弱，汤药难施，若误投药饵，为害不浅。相对西药来说，中药的毒副作用较小，但也怕"误投"！唯推拿一法，一有疾病，即可医治，手到病除，效验立见，"洵保赤之良法也"！

湘西刘开运小儿推拿就是这样的"良法"！正如龚云林所说："此专用医者之精神力量，不若煎剂丸散，三指拈撮，便易从事，故习学者少而真传罕觏矣。"

1.湘西刘开运小儿推拿的优点

（1）经济安全、操作方便：湘西刘开运小儿推拿治病，不需要任何医疗设备，不受场所条件的限制，并且无任何毒副作用，操作简单、使用方便。

（2）易于掌握、舒适惬意：湘西刘开运小儿推拿易于学习，只要刻苦练习，反复实践，就能熟练掌握这门技术；并且操作幅度小、动作平稳、轻快柔和，令医患双方轻松自在、舒适惬意。

（3）适应证广、疗效显著：湘西刘开运小儿推拿擅治儿科多种疾患，尤对小儿常见病、多发病，如感冒、发热、咳嗽、泄泻、纳差、便秘、腹痛、遗尿、夜啼、惊风、多汗、多动、自闭、体弱、发育迟缓、肌无力、脑瘫等，疗效明显。

2.湘西刘开运小儿推拿的作用

湘西刘开运小儿推拿是根据阴阳、五行、脏象、经络学说的理论和辨证论治的原则，凭借小儿经络等能量体系的敏感性，针对疾病的原因和表现，医者运用不同的、恰当的补泻手法，刺激患儿相关穴部，直接作用于小儿敏感的精气神体系，可以最大限度地直接发挥人体之主（精气神）对人生理与病理上防病治病的完全支配和统率作用，进而达到防治疾病的目的。

3.湘西刘开运小儿推拿的适应证

（1）湘西刘开运小儿推拿可用于小儿各种疾病的治疗。小儿常见病、多发病，如小儿感冒、发热、咳嗽、肺炎喘嗽、泄泻、便秘、脱肛、呕吐、疳积、惊风、夜啼、遗尿、多汗、多动、癃闭、脑瘫、五迟、五软等病症，单用刘开运小儿推拿有很好的疗效，如能配合其他疗法，更可提高疗效、缩短疗程。对于儿科多种疑难病、传染病，小儿推拿也有很好的辅助治疗作用。

（2）对体弱、亚健康状态明显的小儿，常做推拿还能起到很好的强身健体、防治疾病的效果，如经常摩腹、按揉足三里、捏脊，就能明显促进消化、增强食欲、强壮体质，从而达到很好的养生保健、防治疾病的目的。

（3）湘西刘开运小儿推拿，一般适用于12岁以下的儿童，对6岁以下的患儿较常用，对12～14岁的患儿也有良效，一般年龄越小疗效越差，年龄越大疗效越好。

4.湘西刘开运小儿推拿的禁忌与劣势

（1）溃疡性皮炎不便操作者不宜推拿。

（2）严重感染性疾患，如丹毒、脓肿、骨髓炎、骨结核、蜂窝组织炎、化脓性关节炎等，小儿推拿疗效弱。

（3）恶性肿瘤小儿推拿疗效弱，小儿推拿只能作为辅助疗法。

（4）外科及骨伤疾患，如皮肤破裂、创伤性出血、烧烫伤、外科手术后未愈、骨折、脱臼等，不宜进行推拿操作。

（5）小儿普通传染病推拿也有良效，但儿科各种严重的急性传染病，如急性黄疸性肝炎、白喉、流脑、乙脑等，推拿疗效弱，故只宜作为辅助疗法。

（6）小儿推拿不能直接改善器质性疾患，如先天性心脏病，故小儿各种器质性疾患不宜推拿治疗，只能推拿调补。

（7）小儿精气神明显虚弱，致病邪气还较强烈，小儿推拿疗效不明显，此时应及时运用综合疗法祛除病邪，以免耽误病情。

5.湘西刘开运小儿推拿的注意事项

（1）室内空气宜流通，还应保持一定的温度，不可过凉过热，在严寒季节，医生双手不可过凉，以免小儿受凉加重病情，或使小儿惊惧。

（2）医生指甲要勤剪修，每次操作前都要洗净手。

（3）患儿最好保持坐势或抱式，体位要舒适，力求自然。

（4）在推拿时，患者左右手皆可使用，但临床上无论男女，习惯推患儿左手。

（5）医者要善于与患儿及其家长沟通，操作时态度应和蔼恬静，特别是在患儿哭啼时，要耐心哄劝，千万不能有急躁或厌烦情绪。

（6）手法操作要按程序进行，不能操之过急，一般按照头面→上肢→胸腹→腰背→下肢的顺序，也可根据具体情况灵活运用。

（7）手法宜平稳着实、轻快柔和，不可拉扯皮肤，不可缓慢，不能过重，尤其是使用掐法、擦法时，应以不伤破皮肤为度。

（8）操作时需要一定量的润滑剂：通常用姜汁、酒精、肥皂水或用其他药物煎成的汤液，推时不但能润泽皮肤，防止皮肤破损，而且有一定药理作用，可增强疗效。但是，润滑剂取用要适病适时，就地取材。一般冬春时或寒证取姜汁等温热性药物，夏秋时或热证宜用酒精或凉水之类。但又不可拘泥于季节，要根据治疗需要酌情选用。

（9）湘西刘开运小儿推拿以一日一次为度，急症必要时也可以一日推2～3次。

（10）推拿后需休息静养，调节饮食，还应注意避风寒暑湿，以免复遭外邪侵袭，加重病情。特别是推拿欲使之发汗的，更应注意。

（11）对于没有医学功底的家长和养生保健从业人员，只要穴位准确、手法正确，参照本书辨证论治，一般都会有较好的疗效。

（12）湘西刘开运小儿推拿疗效明显，大部分小儿常见病只要运用得法，不需配合其他疗法，患儿就能痊愈。治病之药多有毒，传统中医儿科一般慎用，但重症和小儿推拿等外治法不敏感者，必须煎服治病之药。

三 湘西刘开运小儿推拿流派简介

  刘开运小儿推拿创建时间难以考证，刘开运初祖是明末清初的宫廷御医，因躲避追杀而来到湘西，娶苗女为妻，家族在湘西业医已三四百年，代代口口单传，传男不传女，且坚持传统不变，至今原汁原味。刘开运及其众多家人、族人、门生多认为其家族的小儿推拿在明末清初已非常完善。几百年来，刘氏小儿推拿没有对外传播，更不为外界所知，直到1958年，刘开运教授才开始外传，推向全国。

  刘开运（1915—2003），男，国家首批名老中医，第一届湖南省中医药学会推拿专业委员会主任委员，湖南省政协第五届委员、第六届常委。刘开运出生于中医世家，从小耳濡目染，自幼熟读经书之余，跟父辈研习中医药、苗医药、针灸推拿三套祖传绝技。其伯父将衣钵传于他后，刘开运很快成了湘西著名的全科中医，因其擅用柴胡，故在湘西有"柴胡先生"之美称。据湖南中医药大学针灸专家谢国荣教授回忆，1956年前后，湖南组建中医进修学校，谢国荣教授是第一期的学员，刘开运作为第一批教师被抽调到长沙，主要负责针灸推拿的教学和临床；1958年前后，刘开运被派往上海参加"推拿师资班"的学习与交流，在培训期间，他既当学生，又当老师，通过培训班把其家传的小儿推拿传给全国的同行。据上海中医药大学附属岳阳医院钱裕麟老师介绍，1960年、1974年、1979年、1984年，刘开运老师又通过上海推拿专科学校和在上海举办的"全国推拿高师班"把刘氏小儿推拿传给全国的同行，其中著名的有北京中医药大学的臧福科，上海中医药大学的钱裕麟、周慧琳、金义成、严隽陶等，山东中医药大学的王国才、张素芳等，南京中医药大学的金宏柱，安徽中医药高等专科学校的戴俭国，等等。1969年刘开运被下放到湘西古丈县平坝乡。1970年他被借调至吉首卫校（吉首大学医学院前身）任教。受湖南省卫生厅的委托，自1970年起开办"湖南省针灸推拿培训班"，至1987年，3月期培训班办了几十期（资料不全、难以统计），半年期培训班办了18期，1年期培训班办了4期，3年期培训班办了2期，湖南全省乡级以上医院、卫校、卫生局都派了人参加。1984年，刘开运参与编写《中华医学百科全书·推拿学》。1992年，刘开运小儿推拿疗法被拍成4集系列科教片《推拿奇葩》。1996年，经湖南省卫生厅、国家卫生部批准，刘开运在吉首卫校破格晋级教授。

1.学术思想

湘西刘开运小儿推拿尊重传统，特别强调整体性、灵活性，特别注重阴阳调和、五行生克制化、标本兼治，始终贯彻扶正祛邪兼顾、扶正为主的治疗原则。

（1）忠于经典、古典传统

推拿是人类最原始、最古老的医学手段之一，它广泛运用于医疗保健、康复预防，是中华民族主要的医学手段之一。湘西，楚蜀咽喉、西南之门户，千百年来众多中原帝王将相在此隐居，也是中国现存古建筑较多的地区之一；加之几百年来匪患不绝，外来文明难以进入，故湘西的传统文化未受到近现代文明和西方文化的侵蚀，古典中医药也保存得非常完整。刘开运小儿推拿就完整地保存了《黄帝内经》《伤寒论》的思想。

诊断：强调四诊合参、八纲同辨。

治疗原则：强调分经辨治、生克制化，三治七养、未病先防，以柔克刚、以正祛邪。

配穴处方：必须阴阳同调、五行同治，表里同治、因机并除，形神同扶、标本兼治，天人合一、与时消息。

手法操作：要求松静自然、恬淡虚无，调神为先、意气相随，遵古守规、开窍关窍，轻柔着实、平稳到位。

（2）一推二针、忌药讳巫

湘西刘开运小儿推拿临床实践证明，推拿为儿科最佳医疗保健方法，单用就可治疗小儿各种急慢性疾病（外伤科疾病除外），严重时可加针刺，忌讳用药。小儿为稚阴稚阳之体，经不起任何药物的攻伐，也不宜用巫术，因为小儿多外感急症，传变迅速，非巫术能救急。我们在小儿推拿临床中，大多数患儿经小儿推拿治疗后基本都能痊愈。对于急性化脓性扁桃体炎、咽喉炎、腮腺炎、大叶性肺炎、重症肠胃炎、惊厥、高热等，临床单用小儿推拿治疗就能痊愈。我们还尝试单用小儿推拿治疗"甲感""小儿手足口病""水痘""麻疹"，也常获良效。

（3）点线面合、线穴为主

湘西刘开运小儿推拿，临床推治常用点、线、面三种小儿独特的穴部，但以线形、面形穴部为主，尤其重视肝、心、脾、肺、肾五经等线形穴部的推治。

（4）手法繁多、整体调治

湘西刘开运小儿推拿有大、中、小推拿之分，刘开运认为，只用三两个手法的为小推拿，也能治病，但多治标，难扶本，一般少用。小儿推拿临床强调标本兼治，故每次推治少则运用十来个手法的中推拿，多则用二三十个手法的大推拿操作，并且周身上下都要推治。

（5）以数为度、随机应变

湘西刘开运小儿推拿的手法操作，不以时间为度，是以次数的多少为标准，根据年龄、病情的不同改变次数，并且要在一定时间内完成。如推法，刘开运要求每分钟操作不少于200次。年龄、病情不同，手法操作的次数也不同，故临证时少则5～8分钟，多则15分钟。

（6）轻快柔和、匀稳巧实

湘西刘开运小儿推拿手法操作，准确到位、轻快柔和、平稳着实、匀速灵巧、一张一弛、一气呵成！严禁断节！

（7）适应证广、舒适惬意

湘西刘开运小儿推拿适应证极其广泛，皮肤破损、肌肤痈肿疮疡和骨伤等不适合推拿手法治疗的疾病除外。操作时令人舒适惬意，只要不紧张，多数患儿在推治数分钟后即能安然入睡。

（8）立竿见影、手到病除

湘西刘开运小儿推拿，推治效果立竿见影。如治疗各种原因引起的发热，多数小儿少则推1～3次，多则推3～5次即可痊愈；泄泻少则推2～3次，多则推3～5次即可痊愈；咳嗽少则推2～3次，多则推3～5次即可痊愈。

2.刘开运小儿推拿的手法操作

刘开运小儿推拿自成体系，专用于小儿的医疗和保健，其特别强调手法的轻快柔和、平稳着实。根据病情的轻重和患儿年龄的大小，在手法操作次数或时间上有明显的差异。一般而言，年龄大、病情重的，操作次数多、时间长；年龄小、病情轻的，操作次数少、时间短。刘开运小儿推拿手法操作遵循古法、讲究频率、变化多端，并且重视补泻，其清补因时因人因地而变。

在小儿推拿中，穴部的形状不仅有"点"，而且有"线"和"面"。例如，三关、六腑、天河水等穴都是线状穴位；板门、胸、腹等穴都是面状穴位。临床应用时，上肢部穴位，一般不分男女，习惯于推拿左手，也可推拿右手，下肢亦同。

在手法操作的顺序上，按照取穴及部位，一般是从上而下，自前而后，即先头面，次上肢，再次胸腹，最后腰背及下肢；然后按照先重点后一般进行操作；对于一些刺激性较强的手法操作则尽量放在最后，以免小儿哭闹而影响治疗；也可根据病情轻重缓急或患儿体位而定先后顺序，灵活运用。

运用小儿推拿手法防治小儿疾病，除了熟练掌握小儿推拿手法外，还应熟悉小儿推拿常用穴（部）位，并应掌握每个穴位的操作及临床运用。

3.研究成果

近10年来刘开运小儿推拿流派的主要研究成果：①文献整理：系统梳理了刘开运小儿推拿流派的起源与发展，明确了刘开运小儿推拿流派的传承，较完整、准确地整理了刘开运小儿推拿学术经验。②品牌建设：2017年，国家中医药管理局把以刘开运小儿推拿为旗帜的刘氏针灸推拿正式列入国家首批传统中医学术流派，并成功申报了市级、省级非物质文化遗产。③科学研究：近30年来，以湖南中医药大学、吉首大学医学院、湖南医药学院为主，众多教师、医师从不同角度研究刘开运小儿推拿，发表论文数十篇。2013年，建立了湖南中医药大学、吉首大学、湖南医药学院三家协作的国家级医学研究平台弘扬"刘开运小儿推拿"。④推广应用：自1958年起，刘开运小儿推拿作为卫生适宜技术开始向全国推广，1975年《小儿推拿疗法》被卫生部作为赤脚医生教材，将刘开运小儿推拿推向全国。21世纪初，刘开运的弟子们在中华中医药学会亚健康分会、中国民族医药学会教育研究分会等单位的大力支持下，进一步把刘开运小儿推拿推向全国、推向世界。

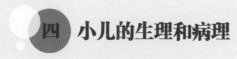

四　小儿的生理和病理

小儿的生理与病理都与成人有所不同。阳既未盛，阴又未充。生理是其常，病理是其变，其病理特点主要表现为"易虚实、易寒易热"。

1.生理特点

（1）脏腑娇嫩，形气未充

脏腑娇嫩是指小儿机体各个组织器官和系统发育不全、幼稚和虚弱。形气未充是指小儿肉体形态、脏腑功能和精气神均未臻完善与充足。

（2）生机蓬勃，发育迅速

小儿在生长发育过程中，从体格、智力及脏腑功能，均不断向成熟、完善方面发展，年龄愈小，生长发育的速度也愈快。

2.病理特点

（1）发病容易，传变迅速

小儿由于体质和脏腑功能较脆弱，因而对疾病的抵抗能力较差；加上寒暖不能自调，饮食不知自节，因此外易为六淫所侵，内易为饮食所伤，肺、脾两脏尤易患病，甚至有小儿不能忍受突然发生的强烈刺激而易出现惊厥。在小儿疾病的发展与转归过程中，寒热虚实的转化比成人快，小儿病情变化迅速，具体表现为易虚易实、易寒易热，若调治不当，护理失宜，病情容易由轻变危。

（2）脏气清灵，易趋康复

小儿生机蓬勃，组织再生和修复的过程较快，且病因比较单纯，在疾病过程中又少七情影响，所以轻病容易治愈，重病只要及时治疗，护理得宜也比成人好转得快，容易恢复健康。即使出现危重证候，只要积极进行综合抢救，预后也往往比较好。

五 湘西刘开运小儿推拿诊治特点

运用推拿治疗小儿疾病，必须进行四诊和辨证，湘西刘开运小儿推拿对此尤为重视。由于小儿的生理、病理与成人有较大的差异。故应紧紧抓住其特征，再结合整体分析，才能为正确地推治提供依据。

（一）四诊

四诊是指望、闻、问、切四种诊察疾病的基本方法。儿科疾病的诊断同其他科疾病一样，也要通过四诊来进行，由于小儿对自己的痛苦和病情不能自述或叙述欠准确，医者须对病人或陪诊者进行耐心细致的检查、询问，掌握足够的病情材料，从整体观念出发，加以分析、综合，这样才能得出比较准确的诊断。

望诊

望诊是观察病人的神、色、形、态、指纹、舌象等外部的异常变化，经过分析、判断，得出疾病的所在和属性的方法。望诊在诊断小儿疾病的过程中极为重要。望诊时应态度和蔼，防止患儿惊恐啼哭，使患儿尽量自然，这样有利于观察病情，所获得的资料准确度高。

1.观察神与色

（1）观神

精神的好差，能反映正气的盛衰，正气充实则精神不愈，两眼灵活有神，语音洪亮，神思不乱，病情虽重也易治愈。反之，正气衰弱则精神萎靡，两眼无神，语音低微，神思不定，呼吸急促，虽然临诊时病势不重，但须防生变，不可麻痹大意。

（2）察色

观察患儿的面色和面部诸穴的颜色是察色的主要内容。观察面色的润泽和枯槁，以及面部诸穴的颜色变化，可以推测疾病的所在和病情的轻重。

①面部病色主病

面青：主风、主痛。多为肝病。面青唇青，多为腹部寒痛。

面黄：主湿、主虚。多为脾病。面色晦黄不华，为脾胃湿滞，黄而兼白为脾虚、吐泻或为疳积之候。

面红：主热、主火。多为心病。面红为里热或为气郁痰火之征。淡红为表热，面赤唇燥，为心脾实热。

面白：主寒、主虚。多为肺病。面色无华为寒邪客肺。苍白唇淡为虚寒，惨白为脱阳之象。

面黑：为寒甚、痛甚。多为肾病。亦见于病重病危或中毒。

②诸穴病色主病

额部或太阳穴部：如见青筋暴露，为消化不良已成疳积之征。

上眼睑：青而浮肿为虚寒兼湿；若见红筋显现是风热滞留于肠胃。

两颊：色深赤不华，是为肝肺实热之候；如见面白颊红不鲜，属阴虚内热之征。

山根：青为惊为痛，蓝为喘为咳。蓝中现红纹系患内热泄泻，若见赤乌之色一团，多为赤白痢疾。

年寿：现红纹，乃属热郁久留于肠胃。

鼻准：若见深黄色，定是久患大便秘结。

唇环：如黑色隐现，多因风邪滞留于肺胃，提示病情已发展到危重阶段。

2.望苗窍

（1）望目

"目为肝之窍"，实乃五脏精华之所在，一身神气荟萃之所。故察目除可候肝脏病变外，亦可候其他脏腑之病变。若见目赤，多为热为火；目睛发黄，多为湿阻；若见青色，多主肝风；如蓝色显现，则为肝火之征；多泪为风热，直视主风痰厥逆；斜视或窜视为惊风将发之候；目瞪少转或白膜遮睛，多是疳积重症；目昏不识人，瞳孔散大或缩小已无反应者，是元阳离绝之征象；目倦神疲，睡时露睛为气虚液脱之重症。

（2）望鼻

"鼻为肺之窍"。临证若见鼻孔干燥，呼吸急为肺部实热；鼻翼扇动为肺火炽盛；鼻塞、喷嚏、流涕者常因风寒之邪侵犯；鼻流浊涕常见外感风热之证。

（3）望耳

"耳为肾之窍"。耳红多为风热，耳青多主惊风，色白乃为血虚甚，色黑干枯是为危重证候。

（4）望舌

舌为心之苗，又为脾之外候。现将小儿疾病中常见的病态舌质与舌苔列述于下。

①舌质：正常舌色为淡红，若见鲜红为热邪由表入里或为阴虚火旺；舌尖红为心火上炎，鲜红并起芒刺多为心火亢盛；舌边红为肝胆火旺，若见绛色（深红），多为热邪已入营分，如是紫红为三焦热极；舌绛干燥是津液枯涸之象，臃肿肥厚为水湿内蕴之征。

②舌苔：正常舌苔为薄白舌苔，干湿适中，不燥不滑，若见白苔为外感表证，但在小儿多见热邪由表入里。黄苔为热甚，黄腻为湿热，黄燥带黑为热极。舌面无苔称光苔，多属阴虚，剥舌（也叫剥脱苔，舌苔中间缺少一块或多块），多属阴虚兼有湿热。

（5）验指纹

验指纹是诊断小儿疾病的一种特殊方法，与诊寸口脉有相似的临床意义，湘西刘开运小儿推拿临床必用，临证时常代替切脉。

指纹是指食指掌侧前缘至虎口显露的一条脉络，按指节分为三部：食指虎口的第一节横纹叫风关，第二节横纹叫气关，近指尖横纹叫命关。正常小儿指纹多是隐隐不现的，藏于风关之内。若机体有了病变，指纹就会随病变显现出不同的颜色和形态。

故观察指纹的各种变化对诊断疾病有一定参考价值。口诀为"红紫辨寒热，青惊黑主瘀，淡滞定虚实，长短定轻重，浮沉主表里"。

①部位：经过风关为病轻，超过气关为病重，越过命关为病危。指纹脉络直透三关者（即透关射甲），为病情险恶之象。

②颜色：鲜红为外感表证，深红为肠胃湿热，紫红多为里热，浅红较浊则为里寒。色青主惊主痛；色蓝属喘属咳；红纹蓝边是痢疾，若见黑色是病危。

③浮沉：浮而易见者多为病在表，沉者多为病在里。

④淡滞：纹淡为虚证，纹滞为实证，滞而不流利多为食积或成疳，滞而鲜红多见表实之证。

验指纹时，应将以上四方面的情况综合考虑，才能反映病邪的性质、正气的盛衰、病位的浅深、病情的轻重，并可有助于推断疾病的预后。但还需结合其他诊法所获得的材料进行综合分析，才能做出正确的诊断。

闻诊

小儿闻诊包括听小儿啼哭声和呼吸、语言、咳嗽的声音及辨闻气味等。

1.啼哭声

啼哭时作时止，示患儿有疼痛之苦；哭声嘶哑，呼吸不利为咽喉部有病；哭声绵长无力是气虚；入夜啼哭为惊骇或里热引起；啼哭无声为痰阻肺窍或正气将绝之候。

2.语声

语声清晰响亮为正常，若粗浊不清，为痰中有湿痰阻滞；低微无力，少言而沉静，是体虚之象。

3.呼吸声

若见呼吸浅而不匀或呼吸紊乱者，是危险征象；呼吸迫促，气息粗钝是肺热；浅而无力为肺气虚寒；呼吸如拽锯声多为湿痰阻塞。

4.咳嗽声

咳嗽声重而浊多为外感风寒引起；干咳无痰为燥邪伤肺；咳嗽无力是肺虚；咳嗽声哑有呛多是咽喉有病；阵咳伴呕吐，日久不愈者为顿咳（百日咳）。

5.闻气味

闻气味主要是闻口气、呕吐物和大小便之味。口中腥臭异味是胃中实热或宿食停滞；嗳气呕吐腐败之物是伤食。大便臭而难闻是肠胃积热，清而无味、不成形为肠中聚寒。小便奇臭是下焦湿热。

问诊

问诊主要是通过询问家属或其他陪诊者，以了解病情的一种诊察方法。其内容有：一问寒热与出汗，二问大便与小便，三问饮水与食欲，四问精神与睡眠。

1.问寒热与出汗

四肢困倦，喜暖恶寒是寒证；吮乳口热，面红喜冷多是热证。表证无汗，多属外感寒邪；表证有汗，多属外感风邪。经常汗出不止，活动后更有甚者是自汗，多因气虚卫阳不固所致；入睡汗出，醒后汗止，谓之盗汗，多为阴虚而致。

2.问大便与小便

小便色清而长为寒；量少而黄为热；小便如米汤样是湿热。大便次多量少而腥臭者为热证；水泻带绿色多属寒证；水泻带黄色或蛋花样便多为热证。便前啼哭是腹痛；里急后重是痢疾。

3.问饮水与食欲

口渴多饮，唇燥咽红，喜冷饮是热证；口渴不思饮多为寒证；渴不多饮属湿热。欲思多食，食入不绝者为腹中有虫。

4.问精神与睡眠

多睡是神倦，日间安静，夜间入睡烦躁不安或惊风是里热或肝风；终日愁面哭脸，精神萎靡是疳积；食不安，夜不眠多为伤食引起。

切诊

小儿切诊包括切脉、按腹、触四肢、摸颅囟等方面。

1.切脉

小儿脉象3岁以下一息六至为常脉。由于小儿上肢短小，切脉时常用拇指或中指，一指按寸、关、尺三部，即所谓"一指定三关"。小儿病态脉象一般只以浮、沉、迟、数辨别之。若一息超过七至而浮者多属表实，浮而迟者为表虚，沉迟为里寒，沉数为里热。

2.按腹

按腹是以冷、热、软、硬和拒按、喜按来辨寒热与虚实。脐腹冷软而喜按者属肠风内寒；腹部灼热而满者为肠胃热滞；患儿拒按是实邪积热；腹部膨胀如鼓属气胀，有青筋隐现多为疳证。

3.触四肢

四肢冷为脾虚，掌冷背热为表热，掌热背冷为里热，中指独冷是麻疹初起。

4.摸颅囟

一岁半以上前囟门未合者为发育不良；囟门膨隆是里热肝风上冲，火热上升；囟门凹陷者是先天亏损、阳气虚弱的表现。

（二）辨证

辨证就是运用中医的理论和方法，将四诊所收集到的临床表现加以总结和辨别，来判断疾病的部位、性质和虚实，推断病情的变化。临证时只有辨证，才能全面、客观地认识疾病，也才能为正确的推治手法服务。用于小儿推拿的辨证方法，主要有八纲辨证和脏腑辨证。

八纲辨证

八纲，指阴、阳、表、里、寒、热、虚、实八类证候。八纲辨证，就是通过对四诊所取得的材料进行综合分析，进而用以上八类证候归纳说明病变的部位、性质及疾病的虚实等情况的一种辨证方法。

疾病的证候尽管极其复杂，但其类别，不是属于阴证，就是属于阳证；病位的深浅，不属于表证，便属于里证；疾病的性质，不属于寒证，便属于热证；邪正的盛衰，邪气盛为实证，正气衰为虚证。掌握八纲辨证，在诊断疾病的过程中，就能将错综复杂的证候加以概括，起到执简驭繁、提纲挈领的作用。因此，八纲辨证可作为一切辨证的总纲。

1.阴阳辨证

阴阳是概括疾病证候类别和性质的总纲，可以统括其余六个方面。即表、实、热证属阳，里、虚、寒证属阴。

2.表里辨证

表里辨证是辨别病变部位和病势轻重的方法。病邪侵犯人体，往往首先侵犯肌表、经络，病证首先反映在肌表、经络者属表证；病邪入里，或由内而生，使脏腑、气血等受病所表现的病证属里证。小儿抵御病邪的能力比成人差，故小儿疾病很易由表入里，而以里证多见。

（1）表证特点：恶寒、发热、头痛、项强、鼻塞、流涕、肢痛、有汗或无汗，舌苔薄白，指纹不显或见鲜红，脉浮等。

（2）里证特点：壮热或潮热、烦躁、口渴、腹痛、便秘或泄泻、呕吐、胸闷、小便短赤，舌质红、舌苔黄厚，唇干赤，指纹紫色，脉沉等。

以上是表证和里证的特点，临诊时病证复杂，还需与寒、热、虚、实结合起来辨证。

3.寒热辨证

寒热辨证是辨别疾病属性的一种辨证方法。凡感受寒邪，或阳虚阴盛生内寒，往往导致机能衰退，产生的证候为寒证；凡感受热邪，或阳盛阴虚生内热，往往导致机能亢盛，产生的证候属热证。

（1）寒证特点：畏寒、口不渴或不能饮、喜食热食、手足发冷、面色苍白、小便清长、大便稀溏，舌淡苔白，指纹浅红带青色，脉沉迟等。

（2）热证特点：发热、口渴、喜冷饮、潮热烦躁、面红目赤、小便赤、大便干，舌质深红、舌苔干黄，指纹紫红色，脉数等。

以上为寒证与热证的特点，临诊时必须与表里、虚实、脏腑辨证结合起来进行辨证。

4.虚实辨证

虚实辨证是辨别邪正盛衰的一种辨证方法。虚者正气虚，即体质虚弱，生理机能低下或衰退；实者邪气实，即外邪盛而病者体质强壮，生理机能亦旺盛。

（1）实证特点：新病急起，高热、谵语、角弓反张、躁动不安、面红目赤、大便秘结、腹胀腹痛而拒按、小便短赤，舌红苔黄燥，指纹深紫，脉洪大有力等。

（2）虚证特点：久病不愈，潮热、盗汗、面色苍白无华、两颊带红、倦怠乏力、腹胀腹痛而喜按、大便稀溏、小便清长而频数，舌淡苔白或为光舌，津液干涸，指纹淡红或色青，脉沉迟、细数无力等。

临证时单纯的虚证或实证比较容易鉴别。但有些病例有虚中夹实或实中夹虚的表现。推拿治疗原则是实者清之（即泻），虚者补之，虚实夹杂者清补兼施。

脏腑辨证

脏腑辨证是以脏腑患病的证候为依据而进行辨证的一种方法。临诊时采用脏腑分证归经施治是小儿推拿疗法的治疗基础。

1.脾病辨证

脾与胃相表里，开窍于口唇。脾主水谷运化，具有消化吸收、输送营养水分、主肌肉生长、统援血液等生理功能，故称"脾为后天之本"。小儿脾病的证候，主要体现在水谷代谢功能的紊乱和脾与胃的关系失常两方面，常见证候如下：

（1）脾虚（脾气虚或脾阳虚）：症见面色萎黄，肌肉消瘦，气短乏力，倦怠嗜睡，食减不化，肢冷便稀溏，或久泻不止，甚则浮肿，洞泄，舌质淡红，指纹浅红或隐而不显，脉虚缓。

（2）脾胃实热：症见高热气急，面红唇干赤，烦渴狂饮，舌质红、苔黄燥，指纹深红（紫），脉数急。

（3）乳食积滞：症见面色晦黄，精神萎靡，食欲不振，嗳腐臭，腹胀痛而拒按，大便酸臭或夹有未消化之物，或有低热，舌苔厚腻，指纹淡红，脉细数。

（4）脾为湿困：症见面目身黄，脘腹胀满，不思饮食，身体困重，小便黄赤，大便溏薄，或有低热，唇红，舌苔厚腻，指纹红，脉滑数。

2.肝病辨证

肝与胆相表里，开窍于目，肝主疏泄、藏血，主筋，其性刚强喜条达，并能调节人的精神情志。小儿肝病证候主要表现为以上生理功能的改变和肝与胆的关系失常等方面，常见证候如下：

（1）肝火上炎：症见面红灼热，头晕头痛，两胁肋痛，口干口苦，呕吐黄苦水，心烦善怒，啼哭不安，目赤肿痛，耳鸣耳聋，小便黄赤，大便秘结，舌尖、边红，指纹青紫，脉弦数。

（2）肝风内动：症见头目昏眩，筋肉牵掣或麻木不仁，四肢痉挛抽搐，角弓反张，甚则出现半侧或全身肢体瘫痪，指纹青色，脉数。

3.心病辨证

心与小肠相表里，开窍于舌。心主血脉，主人的精神思维活动，故为人体生命活动的中心。小儿心病的证候主要体现在以上生理功能的改变和心与小肠关系失常等方面，常见证候如下：

（1）心火上炎：症见心悸不寐，烦热目赤，口舌糜烂疼痛，或高热神昏，面红气急，眼闭或直视不转，小便黄赤，口干唇燥，舌质红，指纹深紫，脉数急。

（2）痰火蒙心：症见高热，昏迷不省人事，或如醉如痴，哭笑如常，舌苔黄腻或白腻，指纹紫蓝，脉滑数。

（3）心气虚：症见心悸气短，乏力，嗜睡，自汗，舌淡白，指纹淡红，脉虚细而弱。若为心阳虚，还可见畏寒肢冷等。

（4）心血虚：症见面色苍白无华，体倦无力，舌质淡红无苔，脉细。若心阴虚兼有内热，还可见面色潮红，五心烦热，盗汗，舌质光红，指纹淡红，脉细数。

4.肺病辨证

肺与大肠相表里，开窍于鼻，肺主气司呼吸，主宣发与肃降，肺合皮毛，五脏之中肺为娇脏，不耐寒热，所以外邪入侵首先犯肺。小儿的肺病证候多体现在以上生理功能的改变和肺与大肠的关系失调等方面，常见证候如下：

（1）阴虚肺燥：症见咳嗽痰少或痰带血丝，低热，午后颧红，睡眠不安，盗汗，口干，舌质红，指纹淡红或紫蓝，脉细数。

（2）痰浊壅肺：症见咳嗽气急，气喘，痰多，痰液黏稠，喉中痰鸣，胸胁胀满疼痛，咳喘不能平卧，舌苔黄腻，指纹紫蓝，脉滑。

（3）风寒束肺：症见畏风恶寒，发热，无汗，头痛，身疼，鼻塞流清涕，咳嗽痰白清稀，舌苔薄白，指纹鲜红，脉浮紧。

（4）风热闭肺：症见发热咳嗽，气急痰鸣，鼻翼扇动，甚则胸高气促，颜面苍白，口唇发绀，神气闷乱，舌质红，苔黄燥，指纹深红，脉数急。

5.肾病辨证

肾与膀胱相表里，开窍于耳及二阴，肾主骨生髓，肾藏精，为生殖发育之源，其功能极为重要，故称"肾为先天之本"，实为生命之根，小儿肾病证候，虽然也体现在其生理功能的改变和肾与膀胱的关系失常等方面，但以虚证多见，故推治时，以补法为主，这是区别于他脏的主要方面。常见证候如下：

（1）肾阴虚：症见面色淡白无华，头晕眼花，咽干，耳鸣耳聋，腰酸腿软，饮多溲多，舌质红少苔，脉虚细；若颧红唇红，骨蒸劳热，五心烦热，虚烦不寐，小便赤，大便秘，指纹淡红，脉细数，则为阴虚内热。

（2）肾阳虚：症见面色白或黝黑，畏寒肢冷，腰酸腿软，尿频而清，甚则失禁，夜尿增多，遗尿，舌质胖淡，舌苔白，指纹淡红，脉沉弱（细）。

（3）肾虚水泛：症见周身浮肿，下肢尤甚，按之如泥窝下陷后慢慢复原，腰腹胀满，尿少，若水泛为痰则咳逆上气、痰多稀薄，气短，动则喘息，舌质胖嫩，舌苔白，脉沉细或沉滑。

（三）治则

治则即治疗的基本法则，用以指导医者怎样在辨证的基础上选用穴位（穴部）和运用手法。

归经施治的治则

归经施治是根据各类疾病的不同症状、不同病因，将一系列疾病的症状归属到某一经脉进行治疗或用相表里的经脉进行治疗。临证时，一般采用脏腑辨证分证归经。但还需辨其寒热虚实，而后采用补、清、泻、和、温、消、汗、下等治疗法则，列出处方，进行治疗。

为了正确地运用归经施治的治则，现将各类疾病的主要症状分归经脉叙述如下：

咳嗽、流涕、气喘、痰鸣、发热等，归属肺经。

呕吐、腹痛、腹泻、食谷不化、痢疾、便秘等，归属脾经。

心悸、怔忡、贫血、蛇舌（吐舌）、高热昏迷、直视等，归属心经。

抽搐、烦躁、气逆、胁痛、弄舌、口苦等，归属肝经。

腰痛、下肢痿软、小便赤涩、尿频尿急、遗尿、盗汗等，归属肾经。

由于肺与大肠、脾与胃、心与小肠、肝与胆、肾与膀胱互为表里，生理上相互为用，病理上相互影响，运用归经施治治则推治时，亦常用表里兼治之法或论经施治。

五经的相助与相制

五经相助与相制的治则是根据五经相生与相克的关系而确立的，并以此作为推治的取穴依据，是五行学说在小儿推拿方面的具体运用。五经制助的关系，是推治中主补、主泻，或兼补兼泻的依据，可指导医者根据这些关系对疾病治标或治本，从而达到良好的推治效果。

1.五经相助与相制的关系

（1）脾助肺，肺助肾，肾助肝，肝助心，心助脾。

（2）脾制肾，肾制心，心制肺，肺制肝，肝制脾。

2.五经病证补泻注意事项

虽然五经系五脏，五脏病证可用推五经方法治疗，但是五脏各有生理功能和生理特点，故在运用五经制助法则对五脏病证进行补泻时，必须考虑五脏各自的生理特性，以防造成差错。

（1）五脏中脾、肺二脏的虚证，可用补三抑一法，心、肝两脏的虚证不一定要用，因为此二脏是阴中之阳脏，肝易动风，心易动火，故要灵活掌握。肾的虚证，可用补肾、补肺、补脾法。

（2）"脾为后天之本"，故脾经宜补不宜清，如用清法后，要加补法，以防损伤脾胃。

（3）肝经只宜用清法，用补法须注意妄动肝风。

（4）心经宜用清法，不宜用补法，若用补法后要加清法调和。

急救的治则

急救是用于危重疾病的暂时性治疗措施，只能治其标，其本的治疗，还须参照如前所述治则施行，对推拿法治疗不能取效或疗效欠佳的，应施用或配合其他疗法。

1.昏迷不醒

开窍醒神为其治则，可取刺激性强的穴位，如人中、中冲、老龙、肩井、申脉、仆参等。

2.惊风抽搐不止

镇惊止搐是其治则，可取穴昆仑、太溪、仆参、申脉、委中、老龙、肩井等。

运用推拿法治疗小儿疾病不能墨守成规，要注意整体观念、辨证施治、因时因地因人因病制宜。只有在诊断正确的前提下，才能确立具体的治疗法则。治疗时还须慎重取穴、适当补泻、手法到功，才能收到良好的治疗效果。切忌滥用经络穴位、操之过急或过缓、大肆补泻，超限突围，不但无益，反而有损。

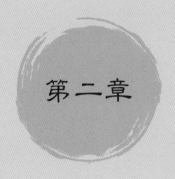

第二章

常用穴部和手法

在小儿推拿中，除了运用十四经穴及经外奇穴，还有许多特定的穴位。这些穴位分布在全身各部，以两手为多。

湘西刘开运小儿推拿用到的十四经穴及经外奇穴可参阅《经络腧穴学》，本节只介绍湘西刘开运小儿推拿常用特定穴部的位置、操作、作用及主治。其操作次数一般以1岁左右的患儿为参考，临床应用时，应根据患儿年龄的大小、体质的强弱和病情的轻重进行加减。上肢穴位，一般不分男女，习惯推拿左手，也可推拿右手，下肢亦同。

小儿推拿是用手法治病，临证时在正确辨证的基础上，应恰当地选用穴部，具体操作时，还必须注意手法的运用。湘西刘开运小儿推拿手法特别强调轻快柔和、平稳着实。

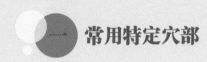

一 常用特定穴部

头面部

天门

【位置】 从两眉中点（印堂）起，直上至前发际（神庭穴），成一直线。

【操作】 用两拇指侧面从印堂上推至神庭穴，两手交替直推20下左右。此推法名"开天门"。

【作用】 祛风散寒，醒脑明目。

【主治】 外感，内伤，眼疾诸病症。

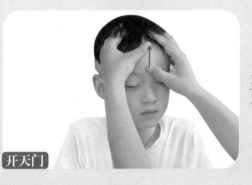

开天门

准确
定位

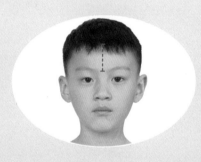

坎宫

【位置】 眉棱骨上，即眉头至眉梢上缘成一横线，左右两穴。

【操作】 用两拇指指面从印堂穴处沿着眉棱骨向眉梢分推20～30下。此推法名"推坎宫"，又名"头部分阴阳"。

【作用】 祛风散寒，醒脑明目。

【主治】 外感内伤，眼疾诸病症。

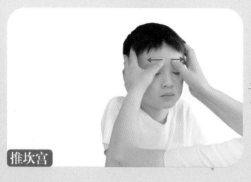

推坎宫

准确
定位

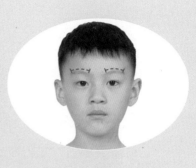

太阳

【位置】　两眉梢外侧一横指之凹陷中，左右两穴。

【操作】　推太阳：用两拇指桡侧分别在左右两太阳穴处向后直推20下左右。

　　　　　运太阳：用双手拇指指端，按压于太阳穴，向耳方向揉中加按（每揉3下加按1下），计揉30下。

【作用】　推太阳：祛风散寒，醒脑明目。运太阳：发汗解表，止汗。

【主治】　推太阳：外感，内伤，眼疾诸病症。运太阳：感冒发热、头痛、热厥。

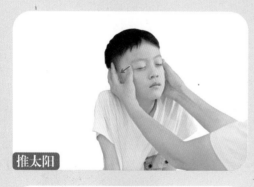

推太阳

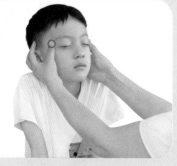

运太阳

准确
定位

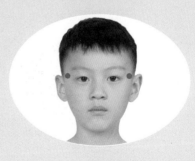

耳后高骨

【位置】 耳后入发际，乳突后缘下陷中。

【操作】 用两拇指或中指指端按揉。

【作用】 祛风散寒，止咳化痰。

【主治】 惊风，咳嗽，吐痰。

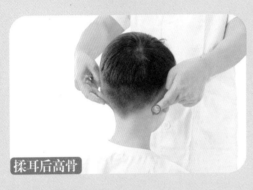

揉耳后高骨

准确
定位

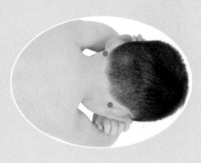

风池

【位置】 后发际大筋外侧与耳垂平行凹陷中。

【操作】 用两中指指端按揉，每按1下加揉3下，计揉30下。

【作用】 祛风解表，通窍明目。

【主治】 感冒发热，头痛，鼻塞，眼病等。

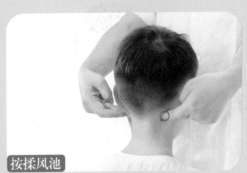

按揉风池

准确
定位

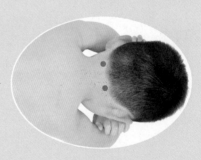

天柱

【位置】　颈发际中至大椎成一直线。

【操作】　用拇指或食、中二指指面自上向下直推20～100下。

【作用】　祛风散寒，定惊。

【主治】　项强，惊风，发热。可用汤匙边自上而下刮至局部皮肤呈红色，治暑热发痧
等症。

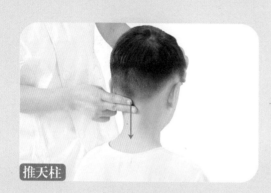

推天柱

准确
定位

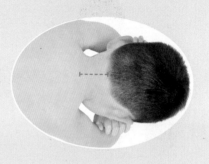

百会

【位置】　两耳尖直上连线的中点，头顶正中点。

【操作】　用拇指或中指指端按揉，亦可用灸法。

【作用】　醒脑升阳，镇静安神。

【主治】　头痛，惊痫，久泻，脱肛等。惊风用按揉法，虚脱用灸法。

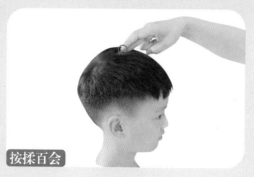

按揉百会

准确
定位

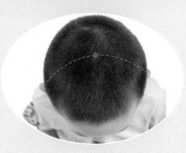

印堂

【位置】 两眉头连线的中点。

【操作】 用拇指甲掐揉。

【作用】 醒脑提神，祛风通窍。

【主治】 昏厥，头痛，感冒，抽搐。

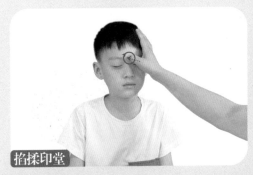

掐揉印堂

准确
定位

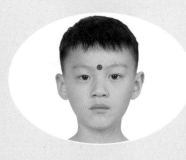

人中

【位置】 在鼻下、唇上沟中央。

【操作】 用拇指甲掐按。

【作用】 开窍醒神。

【主治】 昏厥，惊风抽搐，牙关紧闭。此法使用时要注意不要掐破皮，若破皮，应注
意防止感染。

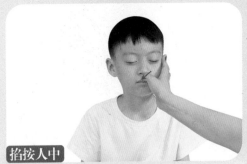

掐按人中

准确
定位

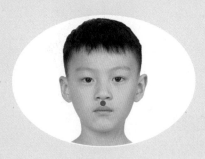

胸腹部

天突

【位置】　胸骨切迹上缘凹陷中，胸骨上窝中央。

【操作】　用中指指端按揉10～20下。

【作用】　化痰平喘，顺气止呕。

【主治】　咳嗽气喘，咳痰不爽，呕吐等。

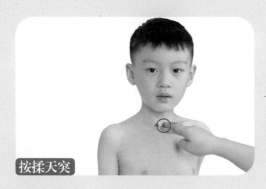

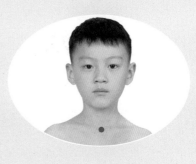

按揉天突　　　准确定位

中脘

【位置】　脐上4寸，胸骨下端至脐连线的中点。

【操作】　揉中脘：以拇指或中指指面揉转30～150下，逆时针方向揉为补中法。

　　　　　推中脘：用食、中指指面自剑突推至中脘50～150下。

【作用】　消食导滞，健脾和胃，宽中开胃。

【主治】　胃痛，胀满，积滞，消化不良，呕吐，腹泻。

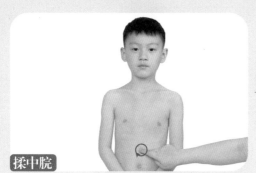
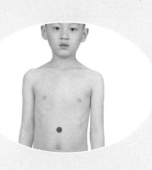

揉中脘　　　准确定位

膻中

【位置】 胸骨中线，两乳头连线的中点。

【操作】 以拇指或中指指面按而揉之数十下；揉后再用两手拇指横开左右分推数十下；继用食、中、无名指由上往下直推数十下；接着用食、中指分开由锁骨下第一肋间起压每个肋间，压至乳下肋间（第五肋间）止，连压3～5遍。此推法名"推胸法"。

【作用】 理气宽胸，止咳化痰，降逆止呕。

【主治】 胸闷，咳嗽，痰喘，呕逆。

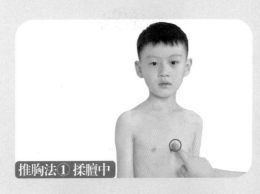
推胸法① 揉膻中

准确
定位 →

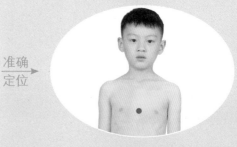

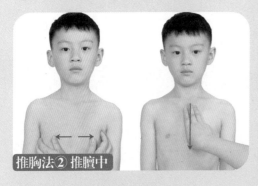
推胸法② 推膻中

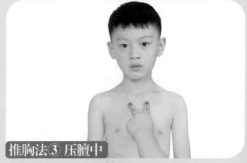
推胸法③ 压膻中

肚 脐

【位置】 肚脐正中。

【操作】 用拇指或中指指面揉转30～150下。

【作用】 温阳运脾化湿，固脱涩肠。

【主治】 腹泻，肠鸣，腹痛，食积腹胀，脱肛。

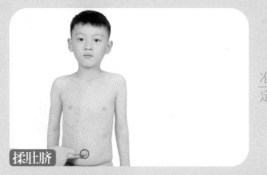
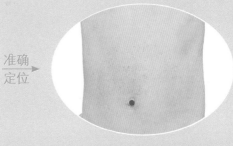

准确
定位 →

揉肚脐

丹 田

【位置】 脐下3寸处。

【操作】 用拇指或中指指面揉转30～300下。

【作用】 扶正升阳，温调气血，利湿。

【主治】 脱肛，疝气，遗尿，少腹痛，癃闭。本穴主要用于遗尿、癃闭。

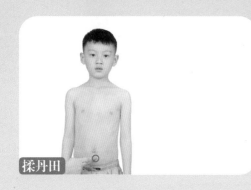
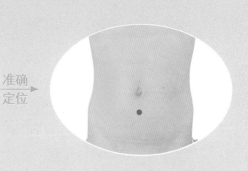

准确
定位 →

揉丹田

肩背腰骶部

大椎

【位置】 第七颈椎棘突下凹陷中。

【操作】 用拇指或中指指端掐揉20～50下。

【作用】 退热。

【主治】 高热。

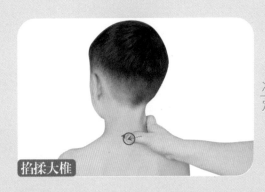

准确
定位

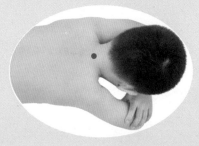

掐揉大椎

肺俞

【位置】 第三胸椎棘突下旁开1.5寸。

【操作】 推揉肺俞：用拇指或中指指面揉10～30下，再分别在两肩胛内缘从上向下呈"介"字形推30～100下。推揉擦肺俞：推揉肺俞后用盐粉或姜汁擦之，以皮肤发红为度。

【作用】 宣肺止咳，化痰退热。

【主治】 咳嗽，痰鸣，气喘，发热。本穴主要治疗呼吸系统疾病。

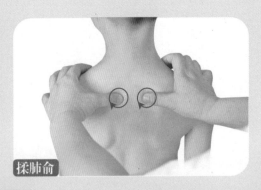

揉肺俞

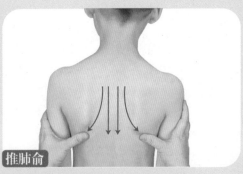

推肺俞

脊柱骨

【位置】　大椎至骶椎成一直线。

【操作】　用食、中指指面自大椎直推至骶椎20～80下，此法名"推脊"。

【作用】　清热。

【主治】　发热。

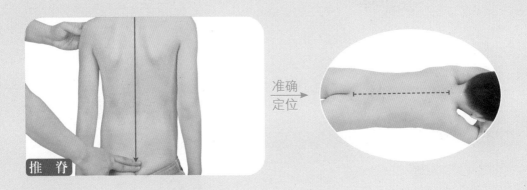

推 脊　　　　　　　准确定位

捏脊法

【位置】　脊柱两旁，由肺俞到肾俞之间。

【操作】　用两手拇指和食、中二指对捏，由肾俞处往上捏至肺俞，捏5～8遍，此法又
　　　　　名"翻皮"。

【作用】　健脾和胃。

【主治】　消化不良，呕吐，泄泻。

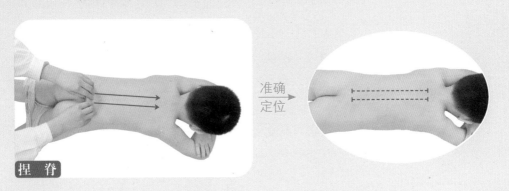

捏 脊　　　　　　　准确定位

肩井

【位置】 在冈上窝中央，大椎穴与肩髃穴的中点。

【操作】 用拇指指端按揉5～10下，或用拇指与食指、中指对拿。

【作用】 祛风通络，发汗解表。

【主治】 感冒，咳嗽，气喘，惊厥，肩背部疼痛。临床上常把拿肩井作为推拿治疗各
种疾病的结束手法。

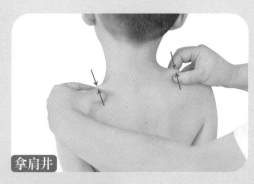

拿肩井

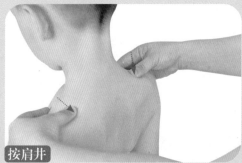

按肩井

准确
定位

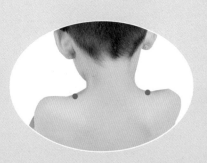

七节

【位置】 自第四腰椎至尾椎骨端成一直线。

【操作】 推上七节法：用拇指或食、中二指指面自下向上直推数十下。推下七节法：
自上向下直推数十下。

【作用】 向上推温阳止泻，向下推泻热通便。

【主治】 泄泻，脱肛，便秘。七节推法方向不同，作用有别，临证时应根据病情施用
相应推法。

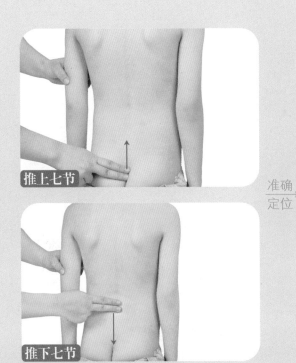

推上七节

推下七节

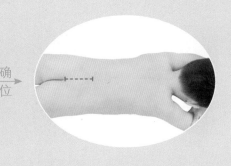

准确
定位

创 新

【位置】　在第一胸椎棘突旁开两横指处（小儿四指并拢，平中指第一横纹宽度，取此宽度一半作为标准度量），左右各一穴。

【操作】　用两拇指或中指指面揉之，左右各揉数十下。

【作用】　止咳平喘。

【主治】　咳嗽，哮喘。

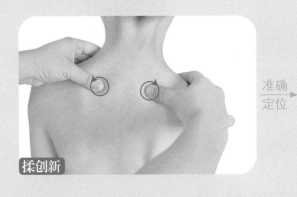

揉创新

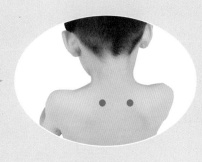

准确
定位

龟尾

【位置】 在尾椎骨端。

【操作】 用拇指或中指指端揉百十下。

【作用】 止泻，固脱，通便。

【主治】 泄泻，痢疾，脱肛，便秘。

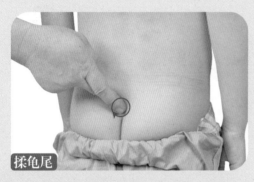 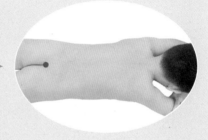

揉龟尾　　准确定位

定喘

【位置】 第七颈椎棘突下旁开0.5寸。

【操作】 用两拇指或中指指端按揉20～30下。

【作用】 止咳平喘。

【主治】 咳嗽，哮喘，肩项痛等。常用于外感内伤之咳嗽，临床常与揉肺俞、风门等穴合用。

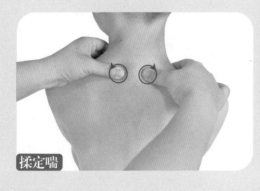 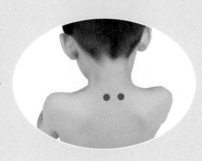

揉定喘　　准确定位

上肢部

阴 阳

〖位置〗　总筋两旁，小指侧为阴，拇指侧为阳。

〖操作〗　用两手拇指指面从总筋处向左右两边分推20～30下，称为"分阴阳"。

〖作用〗　调整阴阳。

〖主治〗　寒热往来，腹胀，呕吐，泄泻，痢疾。

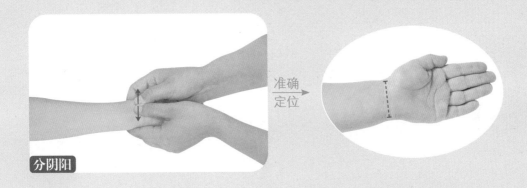

分阴阳　准确定位

总 筋

〖位置〗　手腕掌侧横纹中点。

〖操作〗　用拇指甲掐或用拇指指端按揉之，此穴操作时手法宜快且稍用力。

〖作用〗　泻热散结。

〖主治〗　发热，吐泻，惊风抽搐，夜啼，实火牙痛等一切实热证。

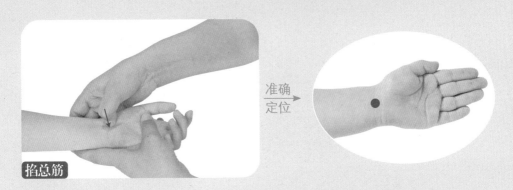

掐总筋　准确定位

脾 经

【位置】 拇指螺纹面。

【操作】 补脾经：用拇指指面贴在小儿拇指螺纹面上旋推30～500下。

　　　　　清脾经：由小儿拇指螺纹面向指根方向直推30～500下。

【作用】 健脾胃，补气血，清胃热等。

【主治】 消化不良，泄泻，呕吐，疳积等。

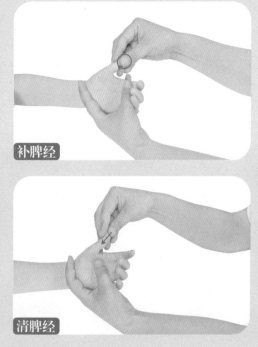

补脾经

清脾经

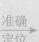
准确
定位

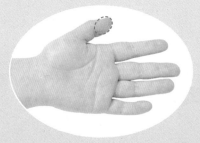

肝 经

【位置】 食指螺纹面。

【操作】 补肝经：用拇指指面贴在小儿食指纹螺纹面上旋推30～500下，一般不用补法。

　　　　　清肝经：由小儿食指螺纹面向指根方向直推30～500下。

【作用】 平肝息风，开郁除烦。

【主治】 急惊风，慢惊风，烦躁不宁，目赤。

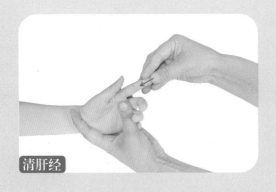

准确
定位

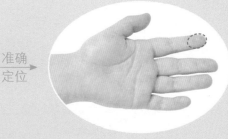

清肝经

心 经

【位置】 中指螺纹面。

【操作】 补心经：用拇指指面贴在小儿中指螺纹面上旋推30～500下；

　　　　清心经：由小儿中指螺纹面向指根方向直推30～500下。

【作用】 清心经：退热除烦，解痉止搐；补心经：补益气血。

【主治】 高热神昏，烦躁不宁，目赤，惊搐，小便赤涩，口舌生疮，气血虚弱证。

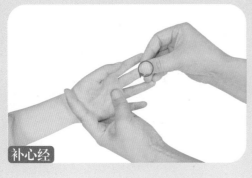

补心经

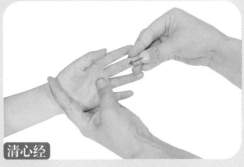

清心经

准确
定位

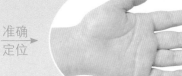

肺 经

【位置】 无名指螺纹面。

【操作】 补肺经：用拇指指面贴在小儿无名指螺纹面上旋推30～500下。

清肺经：由小儿无名指螺纹面向指根方向直推30～500下。

【作用】 补肺经：补益肺气。清肺经：宣肺化痰，解表退热，利咽止咳。

【主治】 肺虚，肺热，咳嗽，气喘，咽喉肿痛。

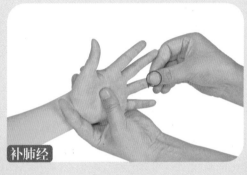
补肺经

准确
定位

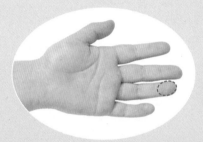

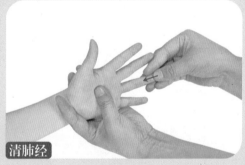
清肺经

肾 经

【位置】 小指螺纹面。

【操作】 补肾经：用拇指指面在小指螺纹面上旋推30～500下。

清肾经：由小儿小指螺纹面向指根方向直推30～500下。

【作用】 补肾经：补肾温阳，养阴润肺。清肾经：清利下焦湿热，一般不用清法。

【主治】 先天不足，遗尿，尿频，虚喘，咳嗽，小便赤涩不利，癃闭。

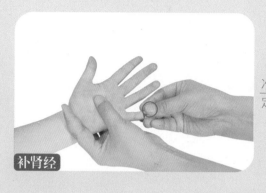

准确
定位

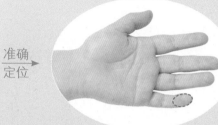

补肾经

内 劳 宫

【位置】 掌心中，握拳时中指指端所指处。

【操作】 用中指指端揉或拇指甲掐而揉之，10～50下。

【作用】 清热除烦。

【主治】 一切实热证。

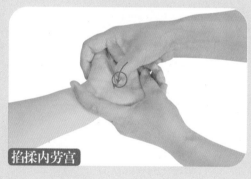

掐揉内劳宫

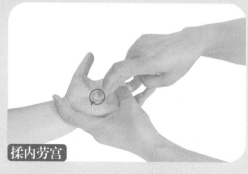

揉内劳宫

准确
定位

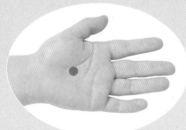

大 肠

【位置】 食指桡侧边。

【操作】 用拇指偏锋由食指尖桡侧推向虎口30～200下。

【作用】 清利大肠湿热。

【主治】 内热便秘，泄泻，痢疾。

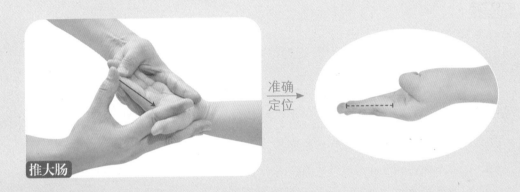

推大肠　　准确定位

小 天 心

【位置】 在内劳宫与总筋之间正中处。

【操作】 捣小天心：用中指指端捣20～30下。

　　　　 掐小天心：拇指甲掐而揉之，每掐1下揉3下，20～30下。

　　　　 揉小天心：用拇指或中指指端按揉20～30下。

　　　　 掐运小天心：用拇指甲自小天心掐运至大陵或自大陵掐至小天心，20～30下。

【作用】 安神止搐，清热除烦。

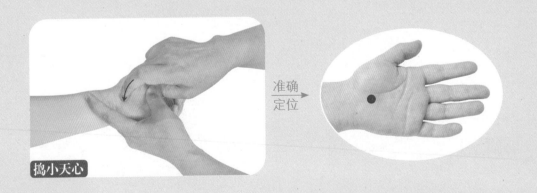

捣小天心　　准确定位

运肾入脾　运脾入肾

【位置】　由拇指根至小指根沿腕前掌部的一条弧线。

【操作】　运肾入脾：用拇指螺纹面由小指根经小天心运至拇指根，30～200下，此推法又名运水入土。运脾入肾：用拇指螺纹面由拇指根经小天心运至小指根，30～200下，此推法又名运土入水。

【作用】　运肾入脾：健脾助运，润燥通便。运脾入肾：清脾胃湿热，利水止泻。

【主治】　脾胃虚弱，食谷不化，食欲不振，疳积，便秘，腹泻，呕吐，口渴，小便赤涩。运土入水主要用于新病，如因湿热内蕴所致之病症；运水入土多用于脾胃虚弱所致之病症。

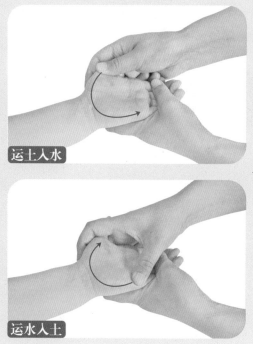

运土入水

运水入土

准确
定位

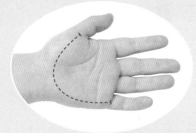

板门

【位置】 从虎口经鱼际直到总筋之间的一条线即是此穴部。

【操作】 揉按之，止咳。板门推向横纹：用拇指指面由虎口经鱼际向总筋直推20～30下，再加揉按之，治腹泻。横纹推向板门：用拇指指面由总筋处直推至虎口20～30下，再加揉按之，止呕吐。

【作用】 止咳平喘，止呕止泻。

【主治】 咳嗽，气喘，呕吐，腹泻。

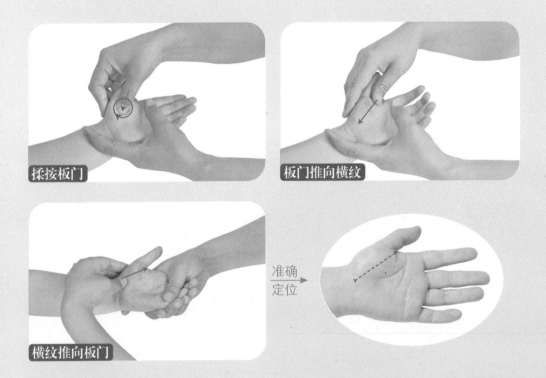

揉按板门

板门推向横纹

横纹推向板门

准确
定位

后溪

【位置】 小指根节外侧处。

【操作】 用拇指偏锋自小指尺侧向小鱼际尺侧直推，推30～150下。

【作用】 清热利尿。

【主治】 膀胱实热，小便涩痛。

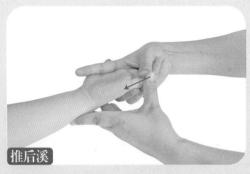

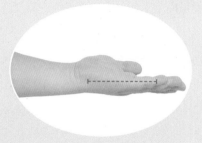

推后溪

四横纹

【位置】　在掌面食、中、无名、小指第二节横纹处。本穴即四缝穴。

【操作】　掐揉四横纹：用拇指甲掐之，掐后加揉，5～10下。

　　　　　掐捻四横纹：用拇指甲掐之，掐后加捻，5～10下。

【作用】　行气导滞，清热除烦。

【主治】　消化不良，疳积，腹痛，腹胀，烦热。

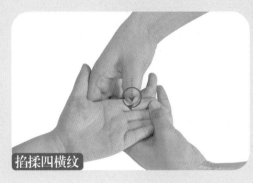

掐揉四横纹

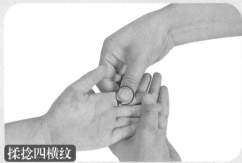

揉捻四横纹

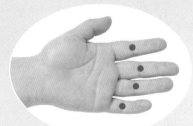

准确
定位

合谷

【位置】 拇、食两指之间凹陷中，手背第二掌骨之中点，稍偏食指处。

【操作】 用拇指、食指二指对称拿捏3～5下，或用拇指指端按揉，30～50下。

【作用】 发汗解表，开窍醒神。

【主治】 风寒感冒，牙痛，急惊昏厥。

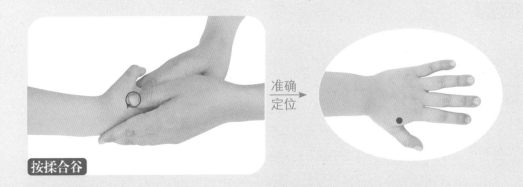

按揉合谷　　　　准确定位

老龙

【位置】 中指背面离指甲1分之正中心。

【操作】 用拇指甲掐之。

【作用】 开窍醒神。

【主治】 昏厥，惊风。若掐不知痛，或哭不出声，或吐舌者难治。

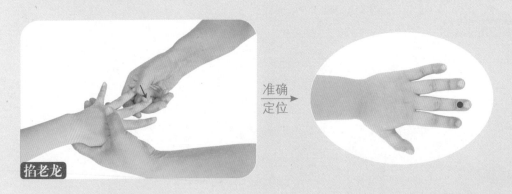

掐老龙　　　　准确定位

外劳宫

【位置】　在掌背正中间与内劳宫相对处。

【操作】　用拇指或中指指面揉按此穴数十下。

【作用】　发汗解表，温阳散寒。

【主治】　外感头痛，受寒腹痛、腹泻，寒热往来。

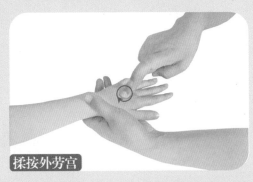

揉按外劳宫

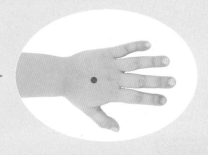

准确
定位

两扇门

【位置】　在手背，中指根两旁陷中。

【操作】　用食、中指二指夹掐后加揉之。

【作用】　发汗，退热，止搐。

【主治】　发热，急惊风，口眼㖞斜，身热无汗。

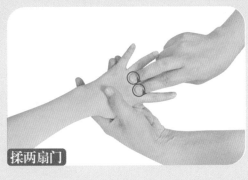

揉两扇门

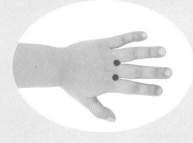

准确
定位

阳池

【位置】 在手背腕横纹陷中。

【操作】 用拇指甲掐之，掐后揉按数十下。

【作用】 止头痛，利尿通便。

【主治】 一切头痛，尿赤，便秘。

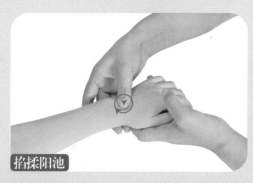 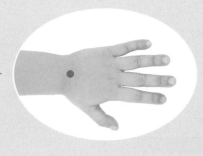

掐揉阳池　　准确定位

一窝风

【位置】 在手背腕横纹上，与小天心相对。

【操作】 按揉一窝风：用拇指或中指指面按揉十数下。

　　　　 掐揉一窝风：用拇指甲掐之，掐后加揉，5～10下。

【作用】 发散风寒，温中行气。

【主治】 感冒无汗，腹痛，痒痛。

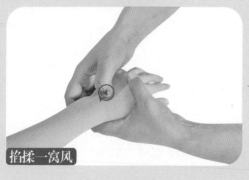 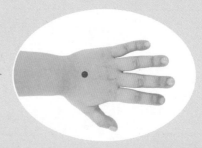

掐揉一窝风　　准确定位

三关

【位置】前臂外侧阳池至曲池成一直线。

【操作】男：三关推上，自前臂阳池推至曲池。

　　　　女：三关推下，自前臂曲池推至阳池。

【作用】发汗解表，温阳散寒。

【主治】风寒感冒，发热，恶寒无汗，疹出不透等。

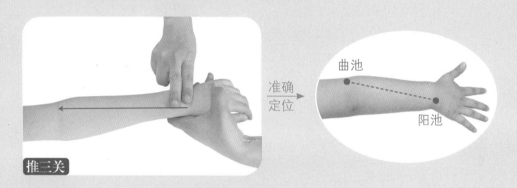

推三关　准确定位　曲池　阳池

六腑

【位置】前臂内侧曲泽至大陵成一直线。

【操作】男：六腑推下，自前臂曲泽推至大陵。

　　　　女：六腑推上，自前臂大陵推至曲泽。

【作用】清热凉血，解热毒。

【主治】高热、汗出等实证。此法性凉能止汗，清里热。临床上推六腑常与推三关合
　　　　用，能起到互相制约的作用，防止过凉过热。

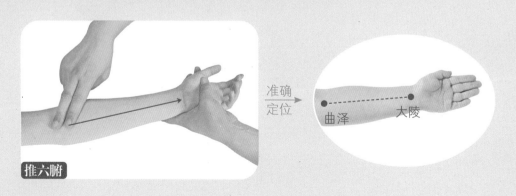

推六腑　准确定位　曲泽　大陵

水底捞明月

【位置】 小儿掌心，即内劳宫穴的周围。

【操作】 医者左手持小儿左手四指，使其掌心向上，接着医者用右手中指在内劳宫周围旋运之，并结合吹气，边吹气边旋运推之（以不超过十八口气为限，每口气旋运推1～3圈）。

操作说明：此法性凉，热邪不重时使用。敏感者、受寒发热夹杂热邪者5～9口气；低热不退者、不敏感者10～15口气；低热不退迁延日久者15～18口气。

【作用】 清心火，退实热。

【主治】 心热、热邪所致的一切实热证，单纯受寒所致发热非此穴所宜。

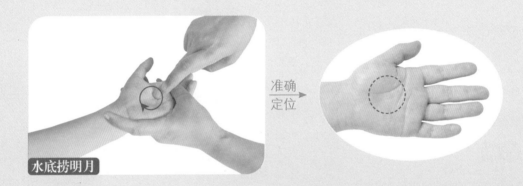

准确
定位

水底捞明月

天河水

【位置】 前臂内侧正中，总筋至洪池（曲泽）成一直线。

【操作】 用食、中二指指面自腕推向肘，每轻推一次结合吹气一口（以不超过十八口气为限，每口气直推1～2次）。

操作说明：此法较上法更为寒凉，热邪较重时使用。敏感者、受寒发热夹杂较重热邪者5～9口气；中热不退者、不敏感者10～15口气；中热不退迁延日久者15～18口气。

【作用】 清热解表，泻火除烦。

【主治】 热邪较重时所致的热性病症。单纯受寒所致的发热非此穴所宜。此法清热而不伤阴分。

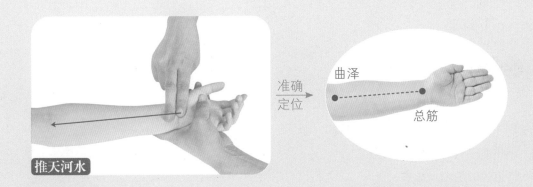

推天河水

曲泽

总筋

准确定位

打马过天河

【位置】　前臂内侧正中，总筋至洪池（曲泽）成一直线。

【操作】　用食、中二指蘸凉水，由总筋处起，食、中二指交互拍打如弹琴状，拍打至曲泽穴处，每拍打一番结合吹气一口（以不超过十八口气为限，每口气拍打1～2遍）。

操作说明：此法大寒，热邪不重者一般不宜使用。推治大热、高热昏迷等重症时必须采用此种手法结合推疗，才能起到显著疗效。敏感者、高热未昏迷者5～9口气；不敏感者、高热不退且未昏迷者10～15口气；高热不退迁延日久者、或伴随昏迷者15～18口气。

【作用】　清热之功大于清天河水。

【主治】　热邪所致的实热、高热。受寒所致的高热非此穴所宜。

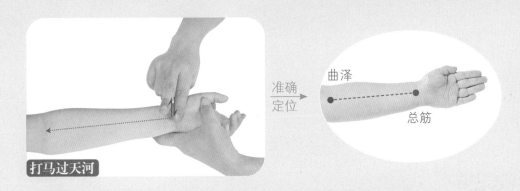

打马过天河

曲泽

总筋

准确定位

下肢部

足三里

【位置】 外侧膝眼下3寸，胫骨外侧约一横指处。

【操作】 用拇指或中指指端揉按20～80下。

【作用】 健脾胃，强身体。

【主治】 腹胀，腹痛，泄泻，呕吐，消化不良，下肢痿软。

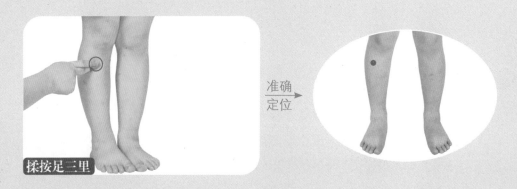

揉按足三里　　　　准确定位

委中

【位置】 腘窝中央横纹的中点。

【操作】 用拇指甲掐按，或用中指指端揉按。

【作用】 醒神，开窍，解痉。

【主治】 惊风跌仆，昏迷，角弓反张。

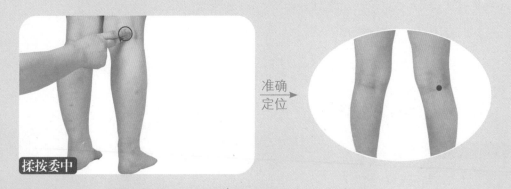

揉按委中　　　　准确定位

承 山

【位置】　小腿肚上，分肉之间陷中。

【操作】　用拇指指面揉数十下，或用中指指端揉按。

【作用】　止痉通络。

【主治】　惊风抽搐，腿脚转筋，下肢痿软。

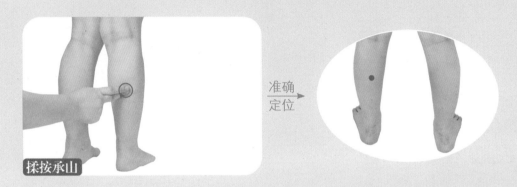

揉按承山　　　准确定位

昆 仑

【位置】　外踝后缘和跟腱内侧之间凹陷中。

【操作】　掐昆仑：用拇指掐揉，每掐1下加揉3下，计揉20下。

　　　　　揉按昆仑：用拇指按揉，每按1下加揉3下，计揉20下。

　　　　　拿昆仑：用拇指与食、中二指对拿，计20下。

【作用】　解痉，醒神。

【主治】　昏迷不醒，抽搐不止。

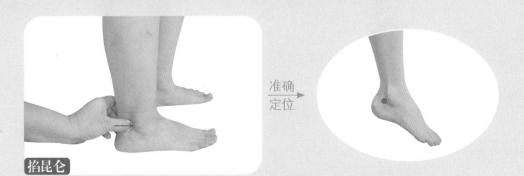

掐昆仑　　　准确定位

仆参

【位置】 在昆仑穴直下半寸处。

【操作】 用拇指甲掐数下。

【作用】 开窍醒神。

【主治】 昏迷不醒。

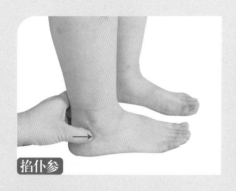

掐仆参

准确
定位

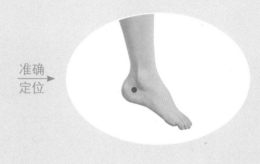

丰隆

【位置】 足三里下3寸，下巨虚穴旁开半寸处。

【操作】 用中指指端揉按数十下。

【作用】 化痰止咳，平喘。

【主治】 咳嗽，痰鸣，气喘。

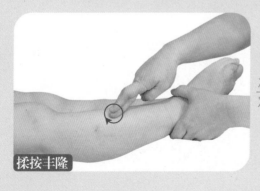

揉按丰隆

准确
定位

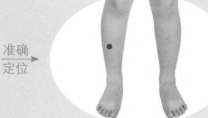

涌 泉

【位置】 在足底前1/3与后2/3交界处人字陷中。

【操作】 用拇指指端揉转加按，或用拇指指面轻擦。

【作用】 止呕，止泻，清热除烦。

【主治】 吐泻，久热不退，烦躁不安。

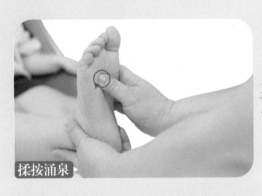

揉按涌泉

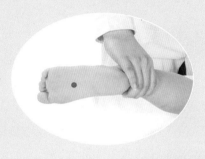

准确定位

二 主治作用归纳分类

为了便于学习和临床辨证应用，现根据每个穴位的主治作用与推拿手法，分类归纳如下。

1.退热类

揉太阳、掐内劳宫、清脾经、清心经、清肺经、揉外劳宫、推三关（表）、推六腑（里）、水底捞明月、推天河水、打马过天河、揉按涌泉、揉推肺俞、推脊、按肩井。

2.止咳化痰类

推膻中、补脾经、清肺经、补肺经、补肾经、按揉肺俞、揉耳后高骨。

3.止腹痛类

清脾经或补脾经、清肝经、按揉一窝风、揉外劳宫、掐揉四横纹、揉中脘、揉肚脐、揉丹田、揉按足三里。

4.止呕吐类

清脾经或补脾经、清肝经、推揉膻中、揉按乳旁、揉中脘、揉按足三里、揉按涌泉、推擦肺俞（或刺肺俞、少商放血）、推天柱、推板门（横纹推向板门）。

5.止泻类

清脾经或补脾经、清肝经、推大肠、揉中脘、揉肚脐、揉龟尾、推上七节、揉按足三里、揉按涌泉、推擦肺俞（或刺肺俞部放血）。

6.镇惊风、止抽搐类

掐百会、掐印堂、掐人中、掐小天心、掐老龙、拿肩井、掐昆仑、掐太溪、按仆参、顶申脉、拿承山、按委中。

三 常用推拿手法

湘西刘开运小儿推拿根据病情的轻重和年龄的大小，在手法操作次数或时间上有明显的差异，一般而言，年龄大、病情重的，操作次数多、时间长；年龄小、病情轻的，操作次数少、时间短。湘西刘开运小儿推拿手法在推五经时比较重视补泻，如旋推为补、直推为泻（清）。

湘西刘开运小儿推拿的常用手法有推、拿、按、摩、揉、运、搓、摇诸法，简称"八法"。其他还有掐法、捏法、捻法、擦法、擦法、刮法、捣法，也为临床常用手法。

推法

用拇指面或其他指面在皮肤上进行。推法有直推、旋推、分推三种形式。直推即是以拇指桡侧或指面，或食、中二指指面在穴位上做直线推动；旋推是以拇指指面在穴位上做顺时针方向的旋推；分推是用双手拇指桡侧或指面，或食、中二指指面自穴位向两旁分向推动（即方向相反，如一左一右分开）。

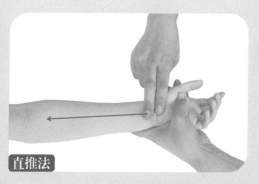

直推法

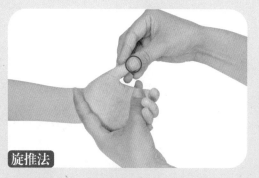

旋推法

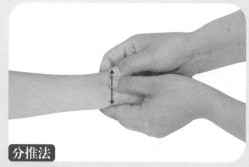

分推法

按 法

　　用拇指或食、中指在一定的部位或穴位上逐渐向下用力按压，称按法。多用于某一特定穴位，如按肩井、按百会等。

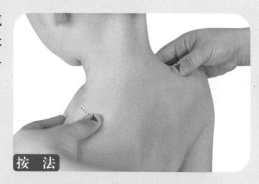

按　法

拿 法

　　拿法是用拇指指端与食、中二指指端，或用拇指指端与其余四指指端相对用力提捏筋腱，后者又称为五指拿。拿法常用于肌肉深厚之处，如拿肩井、拿肚角、拿承山、拿风池等。

　　使用拿法的动作要领：腕指要放松，用指面着力，捏拿动作要连续不断，用力由轻到重，再由重到轻。拿法的刺激

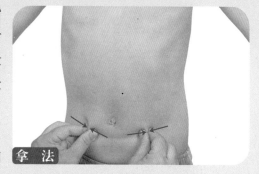

拿　法

较强，常配合其他手法应用于颈项、肩部和四肢部穴位。临床应用时，拿后常继以揉摩，以缓和刺激。

摩法

以手掌面或食、中、无名指指面附着于一定的部位或穴位上，以腕关节连同前臂顺时针或逆时针方向做环形移动摩擦，称摩法。

本法多用于胸腹部，操作时手法要轻柔，速度均匀协调，压力大小适当，频率为每分钟120～160次。

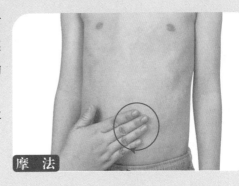

摩 法

揉法

以中指、食指或拇指指端吸定于一定部位或穴位上，做顺时针或逆时针方向旋转揉动，称揉法。如揉脐、揉中脘、揉外劳宫等。

揉法是小儿推拿常用手法之一。揉时压力轻柔而均匀，手指不要离开接触的皮肤，使该处的皮下组织随手指的揉动而滑动，不要在皮肤上摩擦，频率为每分钟200次左右。

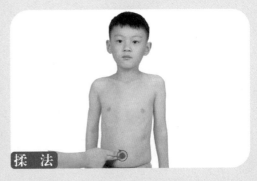

揉 法

运法

以拇指或中指指端在一定部位上做弧形或环形运动，称运法。

运法与揉法相似，但又有区别，运法是在体表上轻轻摩擦而行，不带动深层组织，用力宜轻宜缓，频率一般以每分钟80～120次为宜。揉法则要使皮下组织随手指的揉动而滑动，用力稍重，频率较快。

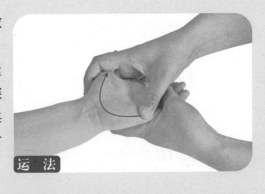

运 法

搓法

　　用双手掌面夹住一定的部位，做快速搓揉，同时兼上下往返运动，或两指相对捻搓，称搓法。操作时双手用力要对称，搓动要快，移动要慢。如搓胸肋、捻搓手指关节、搓上肢等。

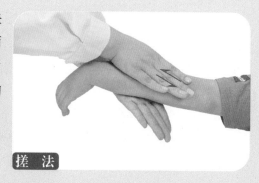

搓　法

摇法

　　使关节做被动的环转活动或往返活动，称摇法。摇法动作要缓和，用力要稳，摇动方向及幅度须在患者生理许可范围内进行。本法适用于四肢关节及颈项部屈伸不利、关节强硬等症。

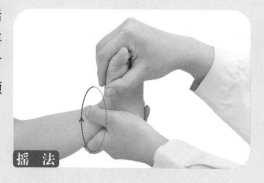

摇　法

掐法

　　用指甲重刺激穴位称掐法。掐法是强刺激手法之一，掐时要逐渐用力，力达深透，注意不要掐破皮肤。掐后轻揉局部，以缓解不适之感。临床上常与揉法配合应用，称掐揉法。如掐人中、掐中冲等。

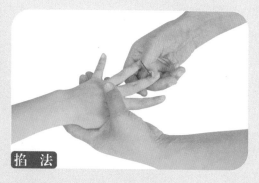

掐　法

捏法

用拇、食两指或拇、食、中三指提捏某一部位称捏法。动作与拿法相似，只是用力较轻，适用于浅表的肌肤组织。捏法应用于脊柱部的称为"捏脊"（或称捏积）。捏脊法的操作步骤：用两手拇指桡侧面顶住脊柱两侧皮肤，食指和中指与拇指相对分别捏起皮肤，随捏随提，双手交替捻动并向前推进，自肾俞处往上捏至肺俞。

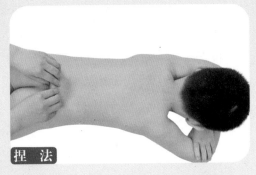

捏 法

捻法

用拇指、食指螺纹面捏住一定部位，做对称的用力搓转动作，为捻法。

临床运用时，一般适用于四肢小关节，具有滑利关节、消肿止痛的作用，常配合其他手法，治疗指（趾）间关节的疼痛、肿或屈伸不利等症。

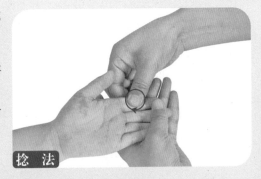

捻 法

㨰法

用手背小指侧面附着于穴（部）位上，使腕关节做屈伸外旋的连续滚动，称为㨰法。

临床运用时，㨰法有舒筋活络、调气血之功能，由于㨰法的接触面积较大，压力亦较强，适用于肩部、腰臀及四肢等部位。肢体麻木不仁、肢体瘫痪、运动功能障碍等疾患常用本法治疗。

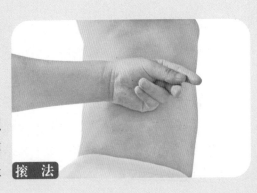

㨰 法

擦法

　　用拇指外侧缘或中指指面在体表来回摩擦，或用手掌、大鱼际、小鱼际等部位擦之，分别称为指擦、掌擦、鱼际擦法。临床运用时，擦法的功能特点是擦以温之，具有温经通络、行气活血、消肿止痛、和胃、提高局部的体温、扩张血管、加速血液和淋巴液循环的作用。其中指、掌擦法的温热度较低，多

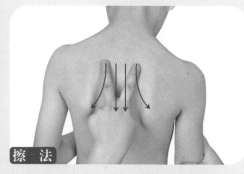
擦　法

用于胸腹部，脾胃虚寒引起的脘腹疼痛及消化不良，常用本法治疗；小鱼际擦法的温热度较高，多用于肩、臀及下肢部，风湿酸痛、肢体麻木、伤筋等常用本法；大鱼际擦法的温热度中等，在胸腹、腰背、四肢等均可应用，适用于外伤红肿、疼痛剧烈者。三种方法可以配合使用，不必拘泥。

　　使用擦法时要注意：①治疗部位要暴露，并涂些润滑油，既可防止擦破皮肤，又可增高局部温度；②擦法使用后，不要在该部位再用其他手法，否则容易损伤皮肤，所以一般最后使用擦法。

刮法

　　用汤匙或钱币的光滑边缘，或用拇指外（桡侧）缘，紧贴着皮肤由上往下或向两旁用力移动的方法，称刮法。

　　临床运用时，由于刺激较重，一般可隔一层绸绢或蘸取油类润滑剂进行操作，以防破皮。本法的功能特点是刮以散之，有散发郁热、疏解外邪之功，常用于眉心、颈项、胸脊肋间、肘弯、膝弯等处，多用于风热郁结之痧证。

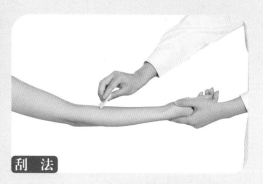
刮　法

用中指指端叩击穴位，称捣法。

临床运用时，本法相当于"指击法"或"点法"中轻手法一类，常用于小天心穴，以安神宁志。

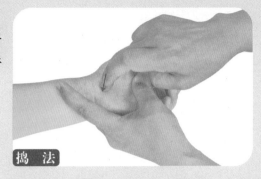

捣　法

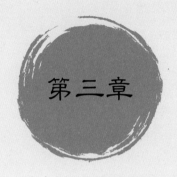

第三章

小儿常见疾病的推拿治疗

湘西刘开运小儿推拿是中医儿科医疗保健甚佳之法，可整体调理、标本兼治，使小儿阴阳调和、五行制化；推拿治疗应因时、因地、因人、因病制宜。

　　湘西刘开运小儿推拿源自明末宫廷，深藏于湘西民间数百年，代代口口单传、延续至今。刘开运小儿推拿颇具中医特色，理论与操作非常独特，临床疗效显著，尤其是对小儿常见病，如发热、咳嗽、肺炎喘嗽、百日咳、夏季热、泄泻、呕吐、腹痛、痢疾、厌食、夜啼等，只要从整体入手，依照归经施治和五经相助相制的原则，结合穴位的特定作用辨证施推，往往立竿见影、手到病除。

　　本章整理了作者跟师学习的笔记、讲义和临床心得体会，参考了相关书籍，总结了小儿常见病防治的基本经验，也列举了一些小儿推拿辅助治疗效果明显的少见病、传染病及疑难病的防治方法，供广大小儿推拿医务工作者、小儿推拿爱好者及家长学习和参考。

　　首先，小儿推拿操作者每次推治时，均须先行"常例"推法，即开天门、推坎宫、推太阳、按总筋、分阴阳。以上推法犹如开机，总称"开窍"。

　　其次，再行推五经和配穴操作。本书每种疾病（除新生儿病症外）推五经和配穴操作的次数，适用于3周岁左右小儿，超过或不足3岁者，酌情增减。

　　最后，每次推治结束，均须按拿肩井2～3下，犹如关机，称为"关窍"。

　　总之，一个完整的湘西刘开运小儿推拿处方，须按如下程序操作：常例→推五经→配穴→按拿肩井。

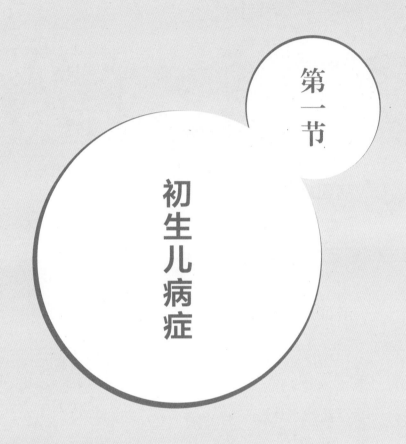

第一节

初生儿病症

01

胎怯

胎怯是指新生儿体重低下、身材矮小、脏腑形气均未充实的一种病症，包括早产儿与小于胎龄儿。

病因病机

凡影响父母健康的因素，都能导致胎儿成胎之际肾精薄弱，影响胚胎的形成和胚胎的发育，产生胎怯。其母孕期运化失常，不能充养胎儿，也可致胎萎不长。

辨证推治

肾精薄弱 | 益精充髓，补肾温阳。

【症状】体短形瘦，头大囟张，头发稀黄，耳壳软，哭声低微，肌肤不温，指甲软短，骨弱肢柔，或有先天性缺损畸形，指纹淡。

【处方】

常例：开天门20下，推坎宫20下，推太阳20下，按总筋15下，分阴阳20下。

推五经：补脾经35下，清肝经40下，补肺经45下，补肾经50下。

配穴：推三关50下，推揉板门30下，揉膻中20下，揉中脘（补中法：逆时针方向揉之）30下，揉脐30下，揉丹田50下，揉推擦肺俞50下，推揉肾俞50下，按揉足三里30下。按拿肩井2～3下。

【随证加减】体寒加揉外劳宫50下、掐揉一窝风30下，纳差加掐四横纹10遍，夜眠不安加掐运小天心20下，汗多加揉太溪30下。

脾肾两虚 ｜ 健脾益肾，温运脾阳。

【症状】啼哭无力，多卧少动，皮肤干皱，肌肉瘠薄，四肢不温，吮乳乏力，呛乳溢乳，哽气多哕；腹胀腹泻，甚而水肿，指纹淡。

【处方】

常例：开天门20下，推坎宫20下，推太阳20下，按总筋15下，分阴阳20下。

推五经：补脾经50下，清肝经30下，先补心经40下，后清心经20下，补肺经35下，补肾经45下。

配穴：推三关50下，推揉板门50下，运水入土30下，揉膻中30下，揉中脘（补中法：逆时针方向揉之）50下，摩腹揉脐50下，推揉丹田70下，揉推擦肺俞至发红，揉脾俞、肾俞各50下，捏脊10遍，揉龟尾30下，按揉足三里50下。按拿肩井2～3下。

【随证加减】体寒明显加揉外劳宫50下、掐揉一窝风30下，水肿明显加推大肠30下，腹泻加推上七节30下，呛乳、溢乳明显加揉内关20下。

02

胎黄

胎黄即新生儿黄疸，以婴儿出生后皮肤面目出现黄疸为特征。因与胎禀因素有关，故称"胎黄"或"胎疸"。

病因病机

胎黄分为生理性与病理性两类，生理性黄疸病程轻，大多在生后2～3天发病，4～6天后达到高峰，7～14天自愈，可伴有轻微纳差。病理性黄疸病程重，生后1天内或数周后发病，持续加深，或消后复现，2～3周不消退，可伴有食欲不振、精神萎靡。

病理性胎黄是由湿邪郁滞所致，其形成的病因很多，主要有胎儿感受湿邪，或湿浊内生，常兼热兼寒。胎黄病变在肝胆、脾胃。其发病机理主要为脾胃湿热、寒湿内蕴、肝失疏泄，使胆汁外溢而致发黄，久则气滞瘀积。

辨证推治

湿热郁蒸 | 清热利湿。

【症状】面目皮肤发黄，色泽鲜明如橘皮色，精神疲倦，哭声响亮，不欲吮乳，口渴唇干，或有发热，大便秘结，小便深黄，舌质红，苔黄腻。较重者，可见烦躁不安，口渴，呕吐，甚或神昏、抽搐等症。

【处方】

常例：开天门20下，推坎宫20下，推太阳20下，按总筋15下，分阴阳20下。

推五经：清脾经70下，补脾经10下，清肝经65下，清心经50下，清肺经60下，补肾经45下。

配穴：推大肠50下，清后溪30下，推板门50下，运土入水30下，推六腑60下，推三关20下，掐四横纹10遍，水底捞明月（见第48页本穴操作说明），揉膻中50下，揉中脘60下，摩腹、揉脐50下，揉推擦肺俞至发红，捏脊10遍，揉足三里50下，揉涌泉30下。按拿肩井2～3下。

【随证加减】发热加揉合谷、外关、曲池各20下，热重加推天河水（见第48页本穴操作说明），便秘加揉龟尾36下、推下七节36下，烦躁不安加掐小天心10下，呕吐加揉内关20下。

寒湿阻滞 ｜温中化湿。

【症状】面目皮肤发黄，色泽晦暗，持久不退，精神萎靡，四肢欠温，纳呆，大便溏薄、色灰白，小便短少，甚或腹胀、气短，舌质淡，苔白腻。

【处方】

常例：开天门20下，推坎宫20下，推太阳20下，按总筋15下，分阴阳20下。

推五经：先清脾经35下，再补脾经70下，清肝经65下，清心经40下，清肺经60下，补肾经50下。

配穴：推大肠60下，揉外劳宫50下，推三关50下，推揉板门50下，掐揉一窝风30下，揉膻中30下，揉中脘（补中法：逆时针方向揉之）60下，摩腹、揉脐各60下，揉丹田60下，揉推擦肺俞至发红，揉脾俞、肝俞各30下，捏脊20遍，揉龟尾30下，揉按足三里50下。按拿肩井2～3下。

【随证加减】纳呆加掐四横纹10遍，便溏加运土入水50下、推上七节30下，小便短少加推后溪30下，腹胀加揉气海30下。

气滞瘀积 | 化瘀消积。

【症状】面目皮肤发黄，颜色逐渐加深，晦暗无华，右胁下痞块质硬，肚腹膨胀，青筋显露，或见瘀斑、衄血，唇色暗红，舌见瘀点，苔黄。

【处方】

常例：开天门20下，推坎宫20下，推太阳20下，按总筋15下，分阴阳20下。

推五经：补脾经60下，清肝经80下，清心经70下，清肺经40下，补肾经50下。

配穴：推大肠30下，推板门30下，运水入土50下，推六腑60下，推三关20下，揉膻中30下，揉中脘60下（消导法：先揉200下，再直推100下），揉脐50下，揉气海30下，揉推擦肺俞至发红，揉肝俞50下，捏脊10遍，揉足三里60下，揉涌泉20下。按拿肩井2～3下。

【随证加减】腹胀加摩腹30下，青筋显露加按膈俞50下，瘀斑、衄血加揉血海、三阴交各30下，便秘加揉龟尾36下、推下七节49下。

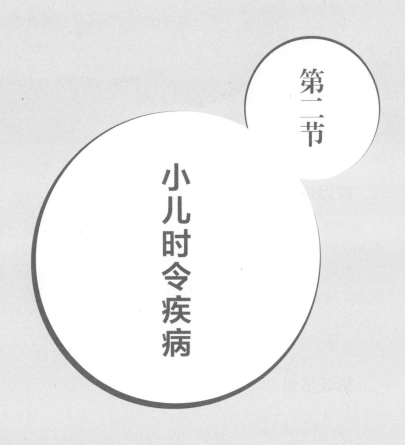

第二节

小儿时令疾病

01

流感

流感，即时行感冒，为感受时邪病毒所致，具有流行特征，是小儿时期常见的外感疾病之一，临床以发热恶寒、头痛、流涕、咳嗽、流行性发作为特征。本病四季均可发生，冬春多见，换季、气候骤变时发病率高。

病因病机

小儿流感是小儿卫外功能减弱时感受时行疫毒所致。流感的病变脏腑在肺，外邪经口鼻或皮毛侵犯肺卫，随病情变化，可累及肝脾。皮毛开合失司，卫阳被遏，故恶寒发热、头痛身痛。咽喉为肺之门户，外邪上受，可见流涕、咽喉红肿；肺失清肃，则见咳嗽。风为百病之长，风邪常兼夹寒、热、暑、湿等病因为患。由于小儿生理病理的特殊性，易于出现夹痰、夹滞、夹惊之证。

辨证推治

常证 | 疏风清热解毒。

【症状】全身症状较重，壮热嗜睡，汗出热不解，口渴引饮，目赤咽红，面赤唇红，气息喘急，便秘溲黄，肌肉酸痛，或有恶心呕吐，或见疹点散布，舌红苔黄，脉数，指纹深紫。

【基处方】

常例：开天门20下，推坎宫20下，推太阳20下，按总筋15下，分阴阳20下。

推五经：清脾经250下，清肝经350下，清心经300下，清肺经400下，补肾经200下。

配穴：清大肠200下，清后溪120下，揉合谷、外关、曲池各100下，推六腑200下，推三关50下，推板门200下，运水入土150下，水底捞明月（见第48页本穴操作说明），推天河水（见第48页本穴操作说明），推揉膻中120下，揉中脘200下，揉推擦肺俞至发红，揉按足三里150下，揉按涌泉80下。按拿肩井2～3下。

【随证加减】高热不退加揉大椎100下、推脊柱80下、打马过天河（见第49页本穴操作说明），气喘加揉定喘、创新各150下，便秘加揉龟尾90下、推下七节90下，恶心呕吐加揉内关100下，疹点散布加揉风池、血海各90下；肌肉酸痛加按揉一窝风、揉外劳宫各90下。

【专家寄语】本病往往表里同病，全身症状较重，应综合治疗，体弱小儿必须内服抗时邪病毒的中药，壮热嗜睡者刺肺俞、十宣放血。

流感夹痰

偏于风寒者辛温解表，宣肺化痰；偏于风热者辛凉解表，清肺化痰。

【症状】感冒兼见咳嗽较剧，咳声重浊，喉中痰鸣，苔滑腻，脉浮数而滑。咳嗽多痰，痰白清稀或有泡沫为风寒，痰黄黏稠为风热。

【处方】

偏于风寒者：基础方中，清脾经改为补脾经250下，推六腑改为70下，推三关改为120下，加揉按丰隆、定喘、创新、风门各80下。

偏于风热者：基础方中，加掐揉大椎70下，揉按风池、丰隆、定喘、创新、风门各100下。

流感夹滞

解表，消食导滞。

【症状】感冒兼见脘腹胀满，不思饮食，呕吐酸腐，口气秽浊，大便酸臭，或腹痛泄泻，或大便秘结，舌苔厚腻，脉滑。

【处方】

基础方中，加揉内关、丰隆80各下，揉肚脐200下，分阴阳90下，掐揉四横纹10遍，摩腹200下，捏脊20遍。

流感夹惊 ｜ 解表清热，镇惊息风。

【症状】兼见惊惕啼叫，夜卧不安，磨牙，甚则惊厥抽风，舌尖红，脉弦。

【处方】

基础方中，加揉内关100下，掐揉二扇门、老龙、小天心、昆仑各90下。

02
痄腮

痄腮以发热、耳下腮部漫肿疼痛为主要临床表现，是感受风温邪毒，壅阻少阳经脉引起的时行疾病。本病又称为"蛤蟆瘟"，西医学称为流行性腮腺炎。小儿推拿对此病有效，但多用综合疗法。

病因病机

痄腮是感受风温邪毒所致。风温邪毒从口鼻或肌表而入，壅阻少阳经脉，与气血相搏，凝滞耳下腮部而发病。热毒炽盛，正气不支，邪陷厥阴，扰动肝风，蒙蔽心包，可出现高热不退、抽风、昏迷等症。邪毒内传足厥阴肝经，引睾窜腹，则可伴有睾丸肿痛或少腹疼痛。

辨证推治

1.常证

邪犯少阳（温毒在表） | 疏风清热，散结消肿。

【症状】轻微发热恶寒，一侧或两侧耳下腮部漫肿疼痛，咀嚼不便，或伴头痛，咽痛，纳少，舌红，苔薄白或淡黄，脉浮数。

【处方】

常例：开天门20下，推坎宫20下，推太阳20下，按总筋15下，分阴阳20下。

推五经：清脾经150下，清肝经300下，清心经250下，清肺经200下，补肾经100下。

配穴：推大肠100下，清后溪120下，推六腑120下，推三关40下，水底捞明月（见第48页本穴操作说明），揉合谷、掐揉风池各80下，揉膻中100下，揉中脘150下，揉推擦肺俞至发红，揉足三里100下，揉涌泉80下。按拿肩井2～3下。

【随证加减】疼痛明显加揉按阳池、掐揉一窝风各90下。

【专家寄语】配合仙人掌捣烂伴青黛醋调外敷，效果良好。

热毒壅盛 | 清热解毒，软坚散结。

【症状】高热不退，腮部肿胀疼痛，坚硬拒按，张口、咀嚼困难，烦躁不安，口渴引饮，或伴头痛、呕吐，咽部红肿，食欲不振，尿少黄赤，舌红，苔黄，脉滑数。

【处方】

常例：开天门20下，推坎宫20下，推太阳20下，按总筋15下，分阴阳20下。

推五经：清脾经300下，清肝经450下，清心经400下，清肺经350下，补肾经100下。

配穴：推大肠180下，清后溪150下，推六腑200下，推三关50下，揉合谷、外关、曲池各100下，掐揉风池、大椎各80下，水底捞明月（见第48页本穴操作说明），推天河水（见第48页本穴操作说明），揉膻中120下，揉中脘150下，揉推擦肺俞至发红，推脊90下，揉足三里150下，揉涌泉100下。按拿肩井2～3下。

【随证加减】疼痛明显加掐揉阳池、掐揉一窝风各80下。烦躁明显加掐运小天心、掐揉内劳宫各90下，呕吐加揉内关80下，食欲不振加运水入土、捏脊各20遍。

【专家寄语】配合仙人掌捣烂伴青黛醋调外敷，效果良好。

2.变证

邪陷心肝 | 清热解毒，息风开窍。

【症状】高热不退，神昏，嗜睡，项强，反复抽风，腮部肿胀疼痛，坚硬拒按，头痛，呕吐，舌红，苔黄，脉洪数。

【处方】

常例：开天门20下，推坎宫20下，推太阳20下，按总筋15下，分阴阳20下。

推五经：清脾经250下，清肝经400下，清心经450～600下，清肺经200下，补肾经150下。

配穴：推大肠150下，清后溪180下，推六腑200下，推三关50下，掐揉内劳宫100下，揉合谷、外关、曲池、大椎各100下，水底捞明月（见第48页本穴操作说明），推天河水（见第48页本穴操作说明），打马过天河（见第49页本穴操作说明），揉膻中150下，揉中脘200下，揉推擦肺俞至发红，推脊柱50遍，揉足三里150下，揉涌泉100下。按拿肩井2～3下。

【随证加减】神昏加掐按人中、掐老龙、掐中冲各70下；项强推天柱70下；抽风加按揉耳后高骨、掐揉两扇门各80下，掐小天心、昆仑、太溪各70下；疼痛明显加掐揉阳池、掐揉一窝风各70下；呕吐加摩腹揉脐200下。

【专家寄语】配合仙人掌捣烂伴青黛醋调外敷，效果良好。

毒窜睾腹 | 清肝泻火，活血止痛。

【症状】病至后期，腮部肿胀渐消，一侧或两侧睾丸肿胀疼痛，或伴少腹疼痛，痛甚者拒按，舌红，苔黄，脉数。

【处方】

常例：开天门20下，推坎宫20下，推太阳20下，按总筋15下，分阴阳20下。

推五经：补脾经150下，清肝经300下，清心经250下，清肺经120下，补肾经100下。

配穴：推大肠120下，清后溪150下，推六腑120下，推三关40下，水底捞明月（见第48页本穴操作说明），揉合谷、外关、曲池各90下，揉膻中100下，揉中脘150下，揉推擦肺俞至发红，揉足三里150下，揉涌泉100下。按拿肩井2～3下。

【随证加减】睾丸肿痛、少腹痛加揉丹田、揉肚脐、掐揉一窝风各100下。

03

手足口病

手足口病属于中医的"瘟疫"范畴，是以手、足、口出现水疱为特征，儿童多见发疹性水疱性口腔炎，发病部位为手部、足部、口腔黏膜，主要表现是疱疹、溃疡。本病有传染性，多见于婴幼儿，本病重症传变迅速，应早发现、早治疗、防变证。

病因病机

湿热疫毒经口鼻而入，侵袭脾肺，外发四肢，上熏口咽，发为疱疹，并见发热、咽痛、流涎、纳差、便秘等症，重症者邪毒炽盛，湿热生风，表现为高热、易惊、肌肉瞤动、瘛疭，甚则内陷厥阴，致神昏、厥、脱。

辨证推治

脾肺湿热证（普通型） | 清热解毒，化湿透邪。

【症状】手、足、口等部位出现丘疹、疱疹，发热或无发热，倦怠，流涎，咽痛，纳差，便秘，舌质淡红或红，苔腻，脉数，指纹红紫。

【处方】

常例：开天门20下，推坎宫20下，推太阳20下，按总筋15下，分阴阳20下。

推五经：清脾经400下，清肝经300下，清心经250下，清肺经350下，补肾经200下。

配穴：清大肠150下，清后溪120下，推六腑120下，推三关40下，推揉板门150下，运水入土120下，按揉合谷、曲池、风池各100下，推揉膻中100下，揉中脘150下，揉推擦肺俞至发红，揉龟尾100下，揉足三里150下，揉涌泉100下。按拿肩井2～3下。

【随证加减】疱疹明显加揉脐、揉阴陵泉各100下，发热加揉外关70下、揉大椎70下、水底捞明月（见第48页本穴操作说明）、推天河水（见第48页本穴操作说明），纳差加捏脊20遍、掐揉四横纹10遍，便秘加推下七节80下。

湿热动风证（重型） | 解毒化湿，息风定惊。

【症状】高热，易惊，肌肉𬌗动，瘛疭，或见肢体痿软无力，呕吐，嗜睡，甚则昏蒙，舌暗红或红绛，苔黄腻或黄燥，脉弦细数，指纹紫滞。

【处方】

常例：开天门20下，推坎宫20下，推太阳20下，按总筋15下，分阴阳20下。

推五经：清脾经250下，清肝经350下，清心经400下，清肺经200下，补肾经100下。

配穴：推大肠150下，清后溪200下，推六腑180下，推三关50下，推揉板门150下，运水入土120下，水底捞明月（见第48页本穴操作说明），推天河水（见第48页本穴操作说明），打马过天河（见第49页本穴操作说明），按揉合谷、外关、曲池、大椎各120下，掐小天心、人中、中冲、老龙各50下，揉膻中150下，揉中脘200下，揉推擦肺俞至发红，揉足三里150下，揉涌泉120下。按拿肩井2～3下。

【随证加减】肢体痿软加揉阳陵泉70下、揉按承山70下，呕吐加摩腹揉脐120下、揉内关90下，昏蒙加拿肩井、昆仑、太溪、承山各70下。

厥、脱证（危重型） | 解毒开窍，益气固脱，回阳救逆。

【症状】壮热，神昏，手足厥冷，面色苍白，口唇青紫，喘促，口中可见粉红色泡沫液(痰)，舌质紫暗，脉细数或沉迟，或脉微欲绝，指纹紫暗。

【处方】

常例：开天门20下，推坎宫20下，推太阳20下，按总筋15下，分阴阳20下。

推五经：清脾经400下，清肝经300下，清心经350下，清肺经200下，补肾经450下。

配穴：推大肠150下，揉外劳宫180下，推六腑200下，推三关50下，推揉板门150下，运水入土120下，水底捞明月（见第48页本穴操作说明），推天河水（见第48页本穴操作说明），打马过天河（见第49页本穴操作说明），按揉合谷、外关、曲池、大椎各100下，掐小天心、老龙各70下，揉膻中100下，揉中脘150，揉丹田300下，揉推擦肺俞至发红，推脊柱50下，揉按足三里200下，往返揉按涌泉150下。按拿肩井2～3下。

【随证加减】神昏加掐人中、中冲各70下，手足厥冷加摩腹揉脐200下、掐揉一窝风60下，喘促加按揉定喘、肺俞、风门各80下。

气阴不足、余邪未尽（恢复期）｜益气养阴，化湿通络。

【症状】乏力，纳差，或伴肢体痿软，舌淡红，苔薄腻，脉细。

【处方】

常例：开天门20下，推坎宫20下，推太阳20下，按总筋15下，分阴阳20下。

推五经：补脾经350下，清肝经250下，先补心经200下，再清心经100下，补肺经300下，补肾经400下。

配穴：推大肠80下，揉外劳宫100下，推揉板门200下，运水入土150下，揉膻中120下，揉中脘150下，揉丹田200下，揉推擦肺俞至发红，揉足三里150下，揉涌泉120下。按拿肩井2～3下。

【随证加减】纳差加掐揉四横纹10遍、捏脊20遍，肢体痿软加揉按承山90下、摩腹揉脐200下。

04

麻疹

麻疹是因外感麻毒时邪引起的一种急性出疹性呼吸道传染病，以发热、咳嗽、流涕、眼泪汪汪、全身布发红色斑丘疹及早期口腔两颊黏膜出现麻疹黏膜斑为特征。因其疹点如麻粒大，故名麻疹，西医亦称本病为麻疹。

病因病机

麻疹的主要发病原因为感受麻毒时邪所致。麻毒时邪从口鼻吸入，侵犯肺脾。毒邪犯肺，表现类似伤风感冒，此为初热期（疹前期）。毒邪犯脾，正邪抗争，驱邪外泄，皮疹透发全身，此为见形期（出疹期）。疹透之后，毒随疹泄，疹没热去津伤，进入收没期（疹回期）。这是麻疹顺证演变规律。

麻疹以外透为顺，内传为逆。若正虚不能托邪外出，或因邪盛化火内陷，均可导致麻疹透发不顺，形成逆证。如邪毒闭肺证、邪毒攻喉证、邪陷心肝证。如正不胜邪，可出现内闭外脱之险证，危及生命。麻疹逆证，在麻疹全过程中都可出现，但多见于出疹期。

辨证推治

1.常证

邪犯肺卫（初热期） ｜ 辛凉透表，清宣肺卫。

【症状】发热，微恶风寒，鼻塞流涕，喷嚏，咳嗽，两眼红赤，泪水汪汪，倦怠思睡，小便短赤，大便稀溏。发热第2～3天，口腔两颊黏膜红赤，贴近臼齿处见微小灰白色麻疹黏膜斑，周围红晕，由少渐多。舌苔薄白或微黄，脉浮数。本期从开始发热至疹点出现，约3天时间。

【处方】

常例：开天门20下，推坎宫20下，推太阳20下，按总筋15下，分阴阳20下。

推五经：补脾经250下，清肝经200下，清心经100下，清肺经300下，补肾经150下。

配穴：推三关90下，推六腑30下，推大肠100下，揉外劳宫80下，按揉合谷、风池各50下，揉膻中80下，揉中脘150下，揉定喘100下，揉推擦肺俞至发红，揉足三里150下，揉涌泉80下。按拿肩井2～3下。

【随证加减】鼻塞加按揉迎香、掐揉印堂各80下，倦怠加推揉板门100下、揉丹田200下，便稀溏加揉龟尾、推上七节各80下。

邪入肺胃（见形期）　清凉解毒，佐以透发。

【症状】发热持续，起伏如潮，阵阵微汗，谓之"潮热"，每潮一次，疹随外出。疹点先见于耳后发际，继而头面、颈部、胸腹、四肢，最后手心、足底、鼻准部都见疹点即为出齐。疹点初起细小而稀少，渐次加密，疹色先红后暗红，稍觉凸起，触之碍手。伴口渴引饮，目赤眵多，咳嗽加剧，烦躁或嗜睡，舌质红，舌苔黄，脉数。本期从疹点开始出现至透发完毕，约3天时间。

【处方】

常例：开天门20下，推坎宫20下，推太阳20下，按总筋15下，分阴阳20下。

推五经：清脾经400下，清肝经300下，清心经250下，清肺经350下，补肾经200下。

配穴：清大肠120下，清后溪150下，推六腑150下，推三关50下，水底捞明月（见第48页本穴操作说明），推天河水（见第48页本穴操作说明），按揉合谷、外关、曲池、大椎各90下，揉膻中100下，揉中脘150下，揉推擦肺俞至发红，揉定喘200下，揉足三里150下，揉涌泉80下。按拿肩井2～3下。

【随证加减】咳剧加揉风门、创新各100下，口渴加运水入土100下，烦躁或嗜睡加掐运小天心、掐揉内劳宫各80下，疹出不畅加揉按外劳宫、拿肩井各80下。

阴津耗伤（收没期） | 养阴益气，清解余邪。

【症状】疹点出齐后，发热渐退，咳嗽渐减，声音稍哑，疹点依次渐回，皮肤呈糠麸状脱屑，并有色素沉着，胃纳增加，精神好转，舌质红少津，苔薄净，脉细软或细数。

【处方】

常例：开天门20下，推坎宫20下，推太阳20下，按总筋15下，分阴阳20下。

推五经：补脾经350下，清肝经200下，清心经200下，先清肺经200下，再补肺经400下，补肾经300下。

配穴：推大肠100下，推后溪120下，揉外劳宫80下，按揉合谷、曲池、风池各80下，水底捞明月（见第48页本穴操作说明），推揉膻中100下，推中脘150下，揉定喘150下，揉推擦肺俞至发红，揉按足三里150下，揉按涌泉100下。按拿肩井2～3下。

【随证加减】久热加推天河水（见第48页本穴操作说明），纳差加运水入土150下、捏脊20遍、掐揉四横纹10遍。

2.逆证

邪毒闭肺 | 宣肺开闭，清热解毒。

【症状】高热烦躁，咳嗽气促，鼻翼扇动，疹点紫暗或隐没，甚则面色青灰，口唇青紫，口渴，舌质红，苔黄腻，脉数。

【处方】

常例：开天门20下，推坎宫20下，推太阳20下，按总筋15下，分阴阳20下。

推五经：清脾经300下，清肝经350下，清心经400下，清肺经450～600下，补肾经200下。

配穴：清大肠200下，清后溪150下，揉内劳宫100下，推六腑150下，推三关50下，水底捞明月（见第48页本穴操作说明），推天河水（见第48页本穴操作说明），按揉合谷、外关、曲池、大椎各70下，推揉膻中150下，揉中脘120下，揉定喘200下，揉推擦肺俞至发红。按拿肩井2～3下。

【随证加减】高热加打马过天河（见第49页本穴操作说明），痰鸣加揉肺俞100下、揉风门100下、揉按丰隆100下，口渴加运土入水200下，烦躁加掐运小天心、掐揉内劳宫各100下。

邪毒攻喉 ｜ 清热解毒，利咽消肿。

【症状】咽喉肿痛，声音嘶哑，咳声重浊，声如犬吠，喉间痰鸣，甚则吸气困难，胸高胁陷，面唇青紫，烦躁不安，舌质红，苔黄腻，脉滑数。

【处方】

常例：开天门20下，推坎宫20下，推太阳20下，按总筋15下，分阴阳20下。

推五经：清脾经350下，清肝经400下，清心经300下，清肺经450下，补肾经200下。

配穴：清大肠200下，清后溪150下，揉内劳宫150下，推六腑120下，推三关40下，推揉板门150下，按揉合谷、天突、耳后高骨、大椎各120下，推揉膻中150下，揉中脘200下，揉定喘200下，揉推擦肺俞至发红，揉足三里150下，揉涌泉80下，拿照海、太溪各80下。按拿肩井2～3下。

【随证加减】吸气困难加揉创新、揉肺俞、揉风门各100下，烦躁不安加掐运小天心100下。

邪陷心肝 | 平肝息风，清营解毒。

【症状】高热不退，烦躁谵妄，皮肤疹点密集成片，色泽紫暗，甚则神昏、抽搐，舌质红绛起刺，苔黄糙，脉数。

【处方】

常例：开天门20下，推坎宫20下，推太阳20下，按总筋15下，分阴阳20下。

推五经：清脾经300下，清肝经400下，清心经450下，清肺经200下，补肾经100下。

配穴：推大肠120下，清后溪150下，推六腑200下，推三关50下，水底捞明月（见第48页本穴操作说明），推天河水（见第48页本穴操作说明），打马过天河（见第49页本穴操作说明），按揉合谷、内关、外关、曲池、风池、大椎各120下，掐小天心、中冲各90下，揉膻中150下，揉中脘200下，揉推擦肺俞至发红，拿肩井、太溪、委中、申脉各90下，揉足三里150下，揉涌泉200下。按拿肩井2~3下。

【随证加减】神昏加掐人中、掐老龙、掐按委中各70下，抽搐加揉按承山、掐昆仑各70下。

05 水痘

水痘是因外感时行邪毒引起的急性发疹性时行疾病。以发热，皮肤分批出现丘疹、疱疹、结痂为特征。因其形态如豆，色泽明净如水泡，故名水痘。西医亦称水痘。本病多见于冬春两季，多见于1～4岁小儿。

病因病机

水痘多因外感时行邪毒，上犯于肺，下郁于脾而发病，其病在肺脾两经。时行邪毒由口鼻而入，蕴郁于肺，故见发热、流涕、咳嗽。病邪郁于肺脾，肺主皮毛，脾主肌肉，时邪与内湿相搏，外透于肌表，则发为水痘。若毒邪尚轻，则病在卫表；邪毒内犯，闭阻于肺；邪毒炽盛，内犯气营；毒热化火，内陷心肝。

辨证推治

邪伤肺卫（风热轻证） ｜ 疏风清热，利湿解毒。

【症状】发热轻微，或无发热，鼻塞流涕，伴有喷嚏及咳嗽，1～2日皮肤出疹，疹色红润，疱浆清亮，根盘红晕不明显，点粒稀疏，此起彼伏，以躯干为多。舌苔薄白，脉浮数。

【处方】

常例：开天门20下，推坎宫20下，推太阳20下，按总筋15下，分阴阳20下。

推五经：补脾经250下，清肝经200下，清心经100下，清肺经300下，补肾经150下。

配穴：推三关90下，推六腑30下，推大肠120下，清后溪100下，按揉合谷、曲池、风池各80下，揉膻中100下，揉中脘150下，揉推擦肺俞至发红，揉足三里150下，揉涌泉80下。按拿肩井2～3下。

【随证加减】鼻塞加按揉迎香80下，发热加揉外关、大椎各80下，咳嗽加按揉定喘、揉创新各150下。

毒炽气营（热毒重证） | 清热凉营，解毒渗湿。

【症状】壮热不退，烦躁不安，口渴欲饮，面红目赤，水痘分布较密，根盘红晕显著，疹色紫暗，疱浆混浊，大便干结，小便黄赤。舌红或舌绛，苔黄糙而干，脉洪数。

【处方】

常例：开天门20下，推坎宫20下，推太阳20下，按总筋15下，分阴阳20下。

推五经：清脾经400下，清肝经300下，清心经200下，清肺经350下，补肾经150下。

配穴：清大肠200下，清后溪150下，推六腑200下，推三关50下，水底捞明月（见第48页本穴操作说明），推天河水（见第48页本穴操作说明），打马过天河（见第49页本穴操作说明），按揉合谷、外关、曲池、大椎各120下，推揉板门200下，揉膻中150下，揉中脘200下，揉推擦肺俞至发红，推脊柱100下，揉足三里150下，揉涌泉200下，揉阴陵泉90下。按拿肩井2～3下。

【随证加减】烦躁加掐运小天心、掐揉内劳宫各80下，口渴加运土入水200下，目赤加按揉风池90下，便结、尿赤加揉龟尾60下、推下七节60下。

06 顿咳

顿咳又名"百日咳"，是小儿常见的一种急性呼吸道传染病。百日咳是由时行疫邪引起，临床以阵发性痉挛性咳嗽、咳后有特殊的鸡啼样吸气性吼声、最后倾吐痰沫而止为特征。本病好发于冬春，5岁以下小儿最易感染，预后一般较好。体弱、年幼儿症状严重，易发生兼证和变证。

病因病机

本病病因为素体不足、内蕴伏痰、外感时疫。时疫邪毒，首伤肺卫，肺卫受邪，外则卫气郁闭，内则肺气受伤，时邪与伏痰搏结，阻遏气道，肺失清肃，气逆为患。

病初起，似普通感冒咳嗽，且有寒热之不同；继而痉咳阵作；病之后期，邪恋正伤。

辨证推治

临证可分为初咳期、痉咳期、恢复期三期。

初咳期 | 类似外感咳嗽，以宣肺止咳化痰为主。

【处方】

常例：开天门20下，推坎宫20下，推太阳20下，按总筋15下，分阴阳20下。

推五经：补脾经200下，清肝经250下，清心经150下，清肺经300下，补肾经100下。

配穴：清大肠80下，揉外劳宫60下，推三关150下，推六腑50下，推揉膻中120下，揉中脘100下，按揉定喘、揉创新各150下，揉推擦肺俞至发红，按揉足三里120下。按拿肩井2～3下。

【随证加减】咳嗽频作加揉肺俞150下、揉风门150下、按揉天突90下，恶寒发热按揉合谷、外劳宫、风池各100下，头痛加掐揉阳池、按揉肩井各90下，流涕加按揉风池、迎香各90下。

【专家寄语】外感风寒或风热致咳，俱按上述推法治之，多数经推治1次后，即热退而咳嗽减轻。

痉咳期（痰热壅肺） ｜ 清泻肺热，止咳化痰。

【症状】咳嗽频频发作，咳时有回吼声，反复阵作不已，入夜尤甚。痰多而黏，呕吐后阵咳暂停，神烦面赤，小便黄赤，舌尖、边红，舌苔黄浮，脉数有力，指纹紫蓝。

【处方】

常例：开天门20下，推坎宫20下，推太阳20下，按总筋15下，分阴阳20下。

推五经：先清脾经300下，再补脾经150下，清肝经350下，清心经250下，清肺经400下，补肾经200下。

配穴：推大肠150下，推后溪120下，推六腑120下，推三关40下，揉按板门150下，推揉膻中130下，揉中脘200下，按揉定喘200下，揉创新150下，揉推擦肺俞至发红。按拿肩井2～3下。

【随证加减】发热加揉外关、合谷、曲池、大椎各90下，水底捞明月（见第48页本穴操作说明）；痰多而黏加按揉天突80下，揉按丰隆100下；呕吐加摩腹揉脐200下，捏脊20遍；入夜尤甚加揉膏肓、丹田各200下；神烦加掐运小天心90下，掐揉内劳宫100下。

【专家寄语】上法每日推1次，连推3～5次，待阵咳大为减缓，回吼声亦见消失，咳时已不作吐，进入恢复期。

恢复期
（肺脾两虚、气阴两伤）

健脾润肺，益气养阴，化痰止咳。

【症状】阵咳大为减缓，回吼声亦见消失，咳时已不作吐，诸症缓解。

【处方】

常例：开天门20下，推坎宫20下，推太阳20下，按总筋15下，分阴阳20下。

推五经：补脾经350下，清肝经200下，清心经200下，先清肺经200下，再补肺经400下，补肾经300下。

配穴：推大肠100下，推后溪120下，揉外劳宫80下，揉按板门200下，推揉膻中100下，推中脘160下，摩腹揉脐150下，揉丹田200下，按揉定喘、揉创新各150下，揉膏肓200下，揉推擦肺俞至发红，捏脊20遍，揉足三里150下，揉涌泉100下。按拿肩井2~3下。

【随证加减】发热加揉外关、合谷、曲池、大椎各90下，水底捞明月（见第48页本穴操作说明）；痰多而黏加按揉天突80下，揉按丰隆100下；入夜尤甚加揉膏肓、丹田各200下；神烦加掐运小天心90下，掐揉内劳宫100下。

07

夏季热

夏季热为婴幼儿时期的特有疾病，尤以6个月到2岁的婴幼儿多见。以长期发热不退，口渴、多饮、多尿、汗闭或少汗为主症。因其发于夏季，故名夏季热。

病因病机

一般认为患儿素体虚弱，机体调节机能未臻完善，当暑气熏蒸，容易损伤脾胃，中阳既伤，则元气不足，清气下陷，以致津伤阴亏、内热亢盛而见发热；脾肺为暑气熏灼，津气耗损，化源不足，失其输化之权，致水津无由敷布，不能充身、泽毛，致使腠理阻塞，而成汗闭；暑气内蕴，无由外泄，伤耗脾胃阴津，而为口渴引饮。暑必伤气，气虚下陷，气不化水则水液下趋，致小便量多。

辨证推治

暑熏脾肺，耗气伤阴 | 清暑护阴，培本固元。

【症状】日久发热不退，烦渴狂饮，多尿而清长，唇红干燥，咽红，舌质红，苔薄白或薄黄，脉细数，指纹淡红。

【处方】

常例：开天门20下，推坎宫20下，推太阳20下，按总筋15下，分阴阳20下。

推五经：清脾经400下，清肝经300下，清心经350下，清肺经200下，补肾经450下。

配穴：推大肠150下，揉外劳宫160下，推六腑120下，推三关40下，水底捞明月（见第48页本穴操作说明），揉按足三里60下，往返揉按涌泉200下，揉膻中100下，揉中脘150下，揉丹田300下，揉推擦肺俞至发红。按拿肩井2～3下。

【随证加减】热重加按揉合谷、外关、曲池、大椎各100下，推天河水（见第48页本穴操作说明），打马过天河（见第49页本穴操作说明）；烦热加掐运小天心90下、掐揉内劳宫120下、掐揉四横纹10遍；口渴加运土入水200下。

【专家寄语】按上法每天推治1次，连推3～4次，待见患儿渴饮与尿次减少，发热减轻后，再用下方。

肺脾两虚，气阴两伤 | 补脾益气，养阴生津。

【症状】患儿渴饮与尿次减少，发热大为减轻，余症也缓解。

【处方】

常例：开天门20下，推坎宫20下，推太阳20下，按总筋15下，分阴阳20下。

推五经：补脾经350下，清肝经250下，先补心经200下，再清心经100下，补肺经300下，补肾经400下。

配穴：推大肠80下，揉外劳宫100下，揉膻中、中脘各150下，揉丹田300下，揉推擦肺俞至发红，揉足三里100下，揉涌泉80下。按拿肩井2～3下。

【随证加减】发热加推六腑120下、推三关40下、水底捞明月（见第48页本穴操作说明），烦躁加掐运小天心80下、掐揉内劳宫80下，口渴加运土入水150下。

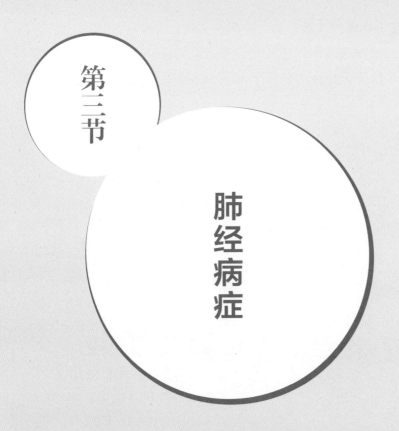

第三节　肺经病症

01 鼻塞

鼻塞有急性、慢性之分，急性多因感冒所致，病程7天左右。慢性鼻塞，多因慢性鼻炎、鼻窦炎、腺样体肥大等引起，并持续一段时间，病程超过一周。

病因病机

小儿鼻塞常见发病机理有三种。一是肺气虚弱，又外感风寒，肺气失宣，使鼻窍不利而致；二是肺脾气虚，致使肺升清降浊功能减退，津液流动停止，日久聚于鼻窍所致；三是肾虚使鼻窍失煦所致，肾虚有阳虚、阴虚两种，其中阳虚较为多见，多见于过敏性鼻炎患者。

辨证推治

肺虚寒束 | 益气温肺，散寒通窍。

【症状】鼻塞，鼻腔奇痒，连续打喷嚏，继而流大量清水样鼻涕，每遇风冷加重，嗅觉减退，鼻黏膜苍白水肿，伴有畏寒，自汗，气短无力，懒言声低，咳嗽痰稀，舌质淡，苔薄白，脉缓弱。

【处方】

常例：开天门20下，推坎宫20下，推太阳20下，按总筋15下，分阴阳20下。

推五经：补脾经250下，清肝经150下，清心经100下，先清肺经100下，再补肺经300下，补肾经200下。

配穴：推三关90下，推六腑30下，揉外劳宫100下，按揉迎香90下，推揉膻中100下，揉中脘150下，揉丹田200下，按揉风池90下，揉推擦肺俞至发红。按拿肩井2～3下。

【随证加减】鼻塞明显加掐揉印堂80下，鼻痒明显加掐揉一窝风、揉风门各80下，畏寒明显加拿捏合谷、揉按肾俞各100下，自汗加运太阳80下、揉按膏肓200下，气短无力、懒言声低加揉脐、足三里各200下。

肺脾气虚 | 益肺健脾，清利湿浊。

【症状】鼻塞，香臭难辨，耳胀，鼻清涕稀或者是黏白，鼻黏膜苍白肿胀或成息肉样，伴有头昏目眩，少气懒言，四肢倦怠，食少，大便不实或溏泻，面色萎黄，舌质淡，苔薄白，脉缓无力。

【处方】

常例：开天门20下，推坎宫20下，推太阳20下，按总筋15下，分阴阳20下。

推五经：补脾经400下，清肝经250下，先补心经300下，再清心经150下，先清肺经100下，再补肺经350下，补肾经200下。

配穴：推大肠80下，揉外劳宫100下，按揉迎香、掐揉印堂各80下，推揉膻中120下，揉中脘200下，揉肚脐、揉丹田各200下，按揉风池90下，揉推擦肺俞至发红，揉按足三里200下。按拿肩井2～3下。

【随证加减】耳胀加按揉翳风、听宫各80下，肿胀或息肉加揉肺俞、揉按丰隆各80下，食少加掐揉四横纹10遍、捏脊20遍，便溏泻加揉龟尾、推上七节各80下。

真元空虚 | 益气培元，通利鼻窍。

【症状】鼻塞，香臭难辨，伴眩晕，耳鸣，腰膝酸软，阴虚盗汗，颧红咽干，舌燥，舌质红，苔少而干，脉细数。肾阳虚则面色苍白，形寒肢冷，腰膝酸软，舌质淡而胖，苔薄白，脉沉细无力。

【处方】

常例：开天门20下，推坎宫20下，推太阳20下，按总筋15下，分阴阳20下。

推五经：补脾经300下，清肝经250下，清心经100下，补肺经350下，补肾经400下。

配穴：揉外劳宫150下，运土入水200下，按揉迎香、掐揉印堂各100下，揉膻中120下，揉中脘200下，揉脐200下，揉丹田300下，按揉风池90下，揉推擦肺俞至发红，揉肾俞150下，按揉足三里150下。按拿肩井2～3下。

【随证加减】肾阴虚加清后溪150下、揉太溪100下、揉按涌泉100下，肾阳虚加灸百会至潮红为度、摩腹200下。

02 流涕

流涕是儿科呼吸系统疾病的常见症状之一，其发病机理主要是由于小儿脏腑娇嫩、肺脾肾形气未充，外感风寒，使津液输布失常而致。

病因病机

涕乃水湿、津液输布失常而生，人体津液的输布全赖肺的宣发、脾的运化、肾的煦化，但小儿脏腑娇嫩、形气未充，尤以肺脾肾为甚，故风寒外袭，易致肺失宣发、脾失运化、肾不煦化，使津液输布失常，湿浊内生而流涕。

辨证推治

流涕 | 祛风散寒，固本化湿。

【症状】鼻流清稀或黏白的水液，伴鼻塞、喷嚏，每遇风冷加重，嗅觉减退，鼻黏膜苍白水肿，可见畏寒，自汗，气短无力，少气懒言，四肢倦怠，食少，眩晕，耳鸣，咳嗽痰稀，形寒肢冷，腰膝酸软，舌质淡或红，苔薄白，脉缓弱或细数。

【处方】

常例：开天门20下，推坎宫20下，推太阳20下，按总筋15下，分阴阳20下。

推五经：补脾经350下，清肝经200下，清心经100下，先清肺经200下，再补肺经400下，补肾经300下。

配穴：推三关120下，推六腑40下，揉外劳宫150下，揉合谷、按揉迎香、按揉风池各80下，推揉膻中100下，推中脘200下，揉脐摩腹200下，揉丹田300下，揉风门80下，揉推擦肺俞至发红，揉肾俞150下，按揉足三里150下。按拿肩井2～3下。

【随证加减】鼻塞、喷嚏加掐揉印堂80下，自汗加运太阳60下、揉按膏肓200下，形寒肢冷加灸百会、大椎至潮红为度，食少加掐揉四横纹10遍、捏脊20遍，眩晕加掐揉印堂、推太阳各60下，耳鸣加按揉翳风、听宫各60下，咳嗽加按揉定喘、揉创新各150下，痰稀加揉按丰隆各70下。

03

喷嚏

喷嚏是指鼻黏膜受刺激，急剧吸气，然后快速地由鼻孔喷出并发出声音的现象。这也是人体排泄病菌的一种方式。打喷嚏可独自出现，也可伴随其他症状。持久地打喷嚏或伴有其他过敏症状如流涕、鼻塞、咽痛或眼睛发痒、流泪，是本节所论述的内容。

病因病机

喷嚏当辨表里、虚实。风寒袭肺、风热犯肺所致喷嚏，属表证、实证，病程较短，喷嚏间作，兼外感表证。肺气虚寒、脾气虚弱、肾阳虚、肾阴虚所致喷嚏，属里证、虚证，突发突止，反复发作，喷嚏频频，涕清如水，有时经久不愈，并兼有肺、脾、肾虚证。

辨证推治

风邪袭肺 | 发散解表，疏风通窍。

【症状】喷嚏急性发作，鼻痒或干燥，咳痰稀薄色白或色黄或稠黏，常伴恶风寒、发热、头痛肢楚等症，苔薄，脉浮。

【处方】

常例：开天门20下，推坎宫20下，推太阳20下，按总筋15下，分阴阳20下。

推五经：补脾经250下，清肝经200下，清心经100下，清肺经300下，补肾经150下。

配穴：推三关90下，推六腑30下，揉外劳宫120下，按揉迎香70下，推揉膻中100下，揉中脘150下，按揉风池90下，揉推擦肺俞至发红。按拿肩井2～3下。

【随证加减】喷嚏明显加掐揉印堂80下，鼻痒明显加掐揉一窝风、按揉风门各80下，畏寒明显加拿捏合谷、揉按肾俞各80下，发热加拿捏合谷90下、按揉曲池90下、推天河水（见第48页本穴操作说明），头痛肢楚加掐揉阳池、按揉肩井各80下。

肺脾气虚 ｜ 补肺健脾，渗湿通窍。

【症状】喷嚏，涕清如水，反复发作，咳痰清稀，常伴食欲不振，便溏，声低懒言，神疲乏力，面白无华，舌淡，苔白滑，脉弱。

【处方】

常例：开天门20下，推坎宫20下，推太阳20下，按总筋15下，分阴阳20下。

推五经：补脾经400下，清肝经250下，先补心经300下，再清心经150下，补肺经350下，补肾经200下。

配穴：揉外劳宫100下，按揉风池、按揉迎香、掐揉印堂各80下，推揉膻中120下，揉中脘200下，揉肚脐、揉丹田各200下，揉推擦肺俞至发红，揉按足三里200下。按拿肩井2～3下。

【随证加减】涕清如水加推揉板门、运土入水各200下，咳痰加揉按孔最、丰隆各80下，食欲不振加掐揉四横纹10遍、捏脊20遍，便溏加揉龟尾、推上七节各80下。

肾阴阳虚 ｜ 滋阴养阳，补肾通窍。

【症状】喷嚏频频，涕清如水，反复发作，伴眩晕，耳鸣，腰膝酸软，阴虚盗汗，颧红咽干，舌燥，舌质红，苔少而干，脉细数。肾阳虚则面色苍白，形寒肢冷，腰膝酸软，舌质淡而胖，苔薄白，脉沉细无力。

【处方】

常例：开天门20下，推坎宫20下，推太阳20下，按总筋15下，分阴阳20下。

推五经：补脾经350下，清肝经250下，清心经100下，补肺经300下，补肾经400下。

配穴：揉外劳宫150下，运土入水200下，按揉迎香、掐揉印堂各80下，揉膻中120下，揉中脘200下，揉脐200下，揉丹田300下，按揉风池90下，揉推擦肺俞至发红，揉肾俞150下，按揉足三里150下。按拿肩井2～3下。

【随证加减】肾阴虚加清后溪150下、揉太溪100下、揉按涌泉100下，肾阳虚加灸百会至潮红为度、摩腹200下。

感冒

感冒俗称"伤风"，临床以发热恶寒、头痛鼻塞、喷嚏流涕、咳嗽等为主要表现，有普通感冒和时行感冒两种。普通感冒为感受风邪所致，一般病邪轻浅，以肺系症状为主，不造成流行；时行感冒为感受时邪病毒所致，病邪较重，具有流行性。小儿感冒还常兼见夹痰、夹滞、夹惊等。

病因病机

小儿感冒的主要病因为感受外邪，由于小儿脏腑娇嫩，形气未充，卫外不固，加之寒暖不能自调，易于感受外邪导致感冒。外邪以风邪为主，常兼杂寒、热、暑、湿、燥等，亦有感受时行疫毒所致。感冒的病变部位主要在肺卫肌表，随病情变化，可累及肝脾。禀赋明显不足之小儿，稍有不慎则感冒，久之正气更虚，更易反复感邪。

本病预后一般较好。但不少急性传染病的早期，症状也与感冒相似，应注意检查、鉴别，以免误诊。

辨证推治

风寒感冒 | 辛温解表，疏风散寒。

【症状】恶寒发热，无汗头痛，鼻塞流涕，喷嚏咳嗽，咳声重浊，口不甚渴，咽不甚红，或见喉痒，舌苔薄白，舌质正常，脉浮数而紧。

【处方】

常例：开天门20下，推坎宫20下，推太阳20下，按总筋15下，分阴阳20下。

推五经：补脾经250下，清肝经200下，清心经100下，清肺经300下，补肾经150下。

配穴：推三关90下，推六腑30下，按揉合谷、风池各80下，揉膻中100下，揉中脘120下，揉风门90下，揉推擦肺俞至发红，按揉足三里150下。按拿肩井2～3下。

【随证加减】发热加水底捞明月（见第48页本穴操作说明）、推天河水（见第48页本穴操作说明），无汗加运太阳、揉按外劳宫各80下，头痛加运太阳、掐揉阳池各80下，鼻塞流涕明显加按揉迎香、掐揉印堂80下，咳嗽明显加按揉定喘200下、揉创新各150下，喉痒加掐揉一窝风80下。

风热感冒 | 辛凉解表，疏风清热。

【症状】发热恶风，或不恶风，有汗而少，头痛鼻塞，流脓浊涕，喷嚏，咳嗽痰稠或黄，咽红或肿痛，口干而渴，舌苔薄白，或薄黄，或黄白相杂，舌尖或舌边红，脉浮数。

【处方】

常例：开天门20下，推坎宫20下，推太阳20下，按总筋15下，分阴阳20下。

推五经：清脾经200下，清肝经250下，清心经150下，清肺经300下，补肾经100下。

配穴：推三关120下，推六腑70下，清大肠100下，揉外劳宫60下，按揉合谷90下，按揉风池80下，推揉膻中120下，揉中脘150下，揉推擦肺俞至发红。按拿肩井2～3下。

【随证加减】发热加水底捞明月（见第48页本穴操作说明）、推天河水（见第48页本穴操作说明），恶风加揉肺俞、风门各80下，头痛加掐揉阳池90下，鼻塞流涕加按揉迎香、掐揉印堂各80下，咽红肿痛加掐揉一窝风80下，口渴加运土入水200下。

暑湿感冒 | 芳香透表，清暑利湿。

【症状】发热汗少，头痛身重，困倦嗜睡，纳呆便泻，胸闷泛恶，或呕吐腹痛，或鼻塞流涕，咳嗽不甚，口渴而不多饮，苔白苔多，或滑腻，舌质偏红，脉浮濡而数。

【处方】

常例：开天门20下，推坎宫20下，推太阳20下，按总筋15下，分阴阳20下。

推五经：清脾经300下，清肝经250下，清心经150下，清肺经200下，补肾经100下。

配穴：清大肠150下，揉外劳宫80下，推三关120下，推六腑70下，按揉合谷、曲池、风池各100下，推揉膻中150下，揉中脘200下，揉推擦肺俞至发红。按拿肩井2~3下。

【随证加减】发热明显加水底捞明月（见第48页本穴操作说明）、推天河水（见第48页本穴操作说明），头痛加掐揉阳池、运太阳各90下，身重困倦加揉按足三里、揉肚脐150下，纳呆加掐揉四横纹10遍、运水入土200下，便泻加揉龟尾、推上七节各80下，呕吐加揉内关、揉按涌泉100下，腹痛加揉肚脐、掐揉一窝风150下，鼻塞流涕加按揉迎香、掐揉印堂各60下，咳嗽加按揉定喘、揉创新各150下。

感冒夹痰 | 化痰止咳。

【症状】上述证型感冒兼见咳嗽较剧、痰多痰鸣、舌苔厚腻。

【处方】

上述各类感冒，均可兼夹此症。上述各类感冒基础方，加推板门200下、运水入土200下、清大肠150下、揉按足三里150下、揉按丰隆100下、按揉定喘200下、揉创新150下、揉天突80下、揉肺俞80下、揉风门80下。

感冒夹滞 | 消食导滞。

【症状】上述证型感冒兼见脘腹胀满、不思饮食、呕吐酸腐、口气秽浊、大便酸臭、或泻或秘、小便短赤、苔腻脉滑。

【处方】

上述各类感冒，均可兼夹此症。上述各类感冒基础方，加运水入土200下、揉合谷80下、揉内关80下、揉曲池80下、揉丰隆80下、揉脐摩腹200下、分阴阳60下、掐揉四横纹10遍、捏脊30遍。

感冒夹惊 | 疏风镇惊。

【症状】上述证型感冒兼见惊惕不安或睡中惊惕、啼叫不宁、咬牙肌紧，甚则惊厥抽搐。

【处方】

上述各类感冒，均可兼夹此症。上述各类感冒基础方，加揉内关80次、掐揉二扇门80下、掐揉老龙80下、掐揉小天心80下、揉按足三里150下、揉按涌泉100下、揉昆仑60次。

05

发热

发热在小儿疾病中极为常见。发热有表里虚实之分，表热由外邪侵犯体表引起；里热多因食积内伤所致；虚热多由体虚气弱、营卫不和所致；实热则多是肺气壅塞、胃气不和所造成。临证一般将其分为外感发热、肺胃实热、阴虚内热三种。

病因病机

风寒或风热时邪，侵袭体表皮毛，客于肺卫，导致表卫调节失司，腠理闭塞，卫阳受遏，肺卫失宣，因而出现发热及其他外感症状。外感失治或误治，或热邪由表及里，或寒邪入里化热，造成肺气壅实，热郁胃腑，化燥伤阴而见肺胃实热之证。小儿素体阴虚或久病致阴液亏耗而生热；或饮食节制，损伤脾胃，蕴热伤阴，以致发热。

辨证推治

外感发热 | 以解表宣肺、散寒清热为主，兼治痰咳。

【症状】发热恶寒，头痛身疼，鼻塞流清涕，咳嗽，痰液清稀，舌质淡，苔薄白，脉浮紧，指纹淡红。

【处方】

常例：开天门20下，推坎宫20下，推太阳20下，按总筋15下，分阴阳20下。

推五经：补脾经250下，清肝经200下，清心经100下，清肺经300下，补肾经150下。

配穴：推三关90下，推六腑30下，揉合谷、风池各80下，揉
　　膻中、中脘各120下，揉推擦肺俞至发红，按揉足三里120下，揉
　　按涌泉70下。按拿肩井2～3下。

【随证加减】发热明显加推天柱、掐揉两扇门各80下，头痛身疼加
掐揉阳池、按揉肩井各80下，鼻塞流清涕加按揉迎香80下，咳嗽加按揉定
喘、揉创新各150下。

肺胃实热 ｜ 清解肺胃实热。

【症状】高热（体温在39℃以上），口渴引饮，面赤唇红，口鼻干
燥，气息喘急，便秘溲黄，舌质红，苔黄燥，脉数实，指纹深紫。

【处方】

常例：开天门20下，推
坎宫20下，推太阳20下，按
总筋15下，分阴阳20下。

推五经：清脾经400下，
清肝经300下，清心经250
下，清肺经350下，补肾经
200下。

配穴：清大肠200下，清后溪150下，推六腑200下，推三关
50下，揉按合谷、外关、曲池、大椎各120下，水底捞明月（见
第48页本穴操作说明），推天河水（见第48页本穴操作说明），
推揉膻中100下，揉中脘150下，揉推擦肺俞至发红，按揉足三里
150下，揉按涌泉100下。按拿肩井2～3下。

【随证加减】高热加打马过天河（见第49页本穴操作说明）、推脊
柱100下，口渴加运土入水200下，口鼻干燥加掐揉内劳宫80下，气息喘急
加按揉天突90下、按揉定喘150下，便秘加揉龟尾、推下七节各80下，溲
黄加运土入水200下。

【专家寄语】推后24小时内可全部退热，一般于当晚子时后2～3小
时即可退热，如有余热未退者，次日再推一次即可。如系其他原因引起的高
热，或发热日久不退者，俱可按上述推法治之。若为5岁以上小儿，推五经
的次数可适当增多。

阴虚内热 | 壮水制火，养阴清热。

【症状】发热不高，午后潮热，五心烦热，盗汗自汗，食欲减退，形瘦肉削，脉细数，舌质红嫩，指纹红而沉。

【处方】

常例：开天门20下，推坎宫20下，推太阳20下，按总筋15下，分阴阳20下。

推五经：补脾经300下，清肝经250下，先补心经200下，再清心经100下，补肺经350下，补肾经400下。

配穴：推大肠120下，清后溪150下，推揉内劳宫150下，推揉膻中80下，揉中脘150下，揉推擦肺俞至发红，按揉足三里120下，揉按涌泉150下。按拿肩井2～3下。

【随证加减】潮热加掐太溪、推脊柱骨各90下，五心烦热加推天河水（见第48页本穴操作说明），汗多加运太阳、揉膏肓各80下，食欲减退加运水入土200下、掐揉四横纹10遍、捏脊20遍。

【专家寄语】以补脾、肺、肾三经为主，达到壮水制火，养阴清热的目的。按上法每日推治1次，连推3～5次，大多数患儿可以获愈。

06
气喘

喘症是以呼吸困难，甚至张口抬肩、鼻翼扇动、不能平卧为特征的一种肺系疾病。临床对以气喘为主症的疾病，尚不能明确病因病机时，可以气喘论治。

病因病机

喘症的病因很多，但概而言之，不外外感与内伤两大类。外感为六淫病邪侵袭，多以风寒、风热为主，从皮毛或口鼻而入，致使肺失宣降、气逆而喘。内伤则因饮食不节、情志失调，致使痰浊内生，肺气壅塞而发病；或久病体虚，年老体弱，脏器虚损，气无所主，从而导致喘症发生。

辨证推治

风寒束肺 | 疏风散寒，宣肺平喘。

【症状】咳嗽气喘，胸部胀闷，痰稀色白，头身疼痛，恶寒或有发热，鼻塞，口不渴，无汗，苔薄白，脉浮紧。

【处方】

常例：开天门20下，推坎宫20下，推太阳20下，按总筋15下，分阴阳20下。

推五经：补脾经200下，清肝经250下，清心经150下，清肺经300下，补肾经100下。

配穴：推大肠80下，揉外劳宫100下，推三关150下，推六腑50下，推揉板门150下，推揉膻中120下，揉中脘100下，按揉定喘150下，揉创新120下，揉推擦肺俞至发红，按揉足三里100下。按拿肩井2～3下。

【随证加减】胀闷加掐揉内劳宫、掐揉一窝风各60下，头身疼痛加掐揉阳池、按揉肩井各60下，发热加按揉合谷80下、水底捞明月（见第48页本穴操作说明），鼻塞加按揉风池、迎香各80下，无汗加运太阳、掐揉两扇门各80下。

【专家寄语】本病多与咳嗽并见，也常为哮喘的前期表现，由外感与体虚所致，故增强体质、预防感冒显得尤为重要。

寒饮停肺 ｜温肺散寒，化饮平喘。

【症状】气喘咳嗽，或喉中哮鸣，痰液清稀多泡沫，胸部胀闷，恶寒怕冷，舌淡，苔白滑，脉弦。

【处方】

常例：开天门20下，推坎宫20下，推太阳20下，按总筋15下，分阴阳20下。

推五经：补脾经200下，清肝经250下，清心经100下，清肺经300下，补肾经150下。

配穴：清大肠80下，揉外劳宫150下，推三关150下，推六腑50下，推揉膻中120下，揉中脘150，按揉定喘200下，揉创新150下，揉推擦肺俞至发红，按揉足三里120下，揉按涌泉100下。按拿肩井2～3下。

【随证加减】哮鸣加揉肺俞120下、揉风门120下、按揉天突60下，痰多加揉按板门200下、揉按丰隆120下，怕冷加揉脐摩腹200下、揉丹田300下。

表寒肺热 | 疏风散寒，清肺平喘。

【症状】气喘，咳嗽，胸部胀闷，息粗，鼻扇，咳而不爽，痰黄质稠，恶寒发热，头痛身痛，有汗或无汗，口渴，苔薄白或黄，脉浮数。

【处方】

常例：开天门20下，推坎宫20下，推太阳20下，按总筋15下，分阴阳20下。

推五经：清脾经200下，清肝经250下，清心经100下，清肺经300下，补肾经150下。

配穴：推三关150下，推六腑80下，拿捏合谷100下，揉膻中、中脘各120下，按揉定喘250下，揉创新200下，揉推擦肺俞至发红，按揉足三里120下，揉按涌泉100下。按拿肩井2～3下。

【随证加减】鼻扇加按揉风池、迎香各80下，痰黄加揉按曲池、丰隆各90下，恶寒发热加揉按外劳宫、按揉风池各80下，头痛、身痛加掐揉阳池、按揉肩井各80下，口渴加运土入水200下、推大肠150下。

痰热壅肺 | 清热化痰平喘。

【症状】气喘息促，咳嗽，胸部胀闷，痰多黏稠色黄或夹血丝，胸中烦热，身热，有汗，渴喜冷饮，面细，咽干，小便短黄，大便秘结，苔黄腻，脉滑数。

【处方】

常例：开天门20下，推坎宫20下，推太阳20下，按总筋15下，分阴阳20下。

推五经：清脾经300下，清肝经350下，清心经250下，清肺经400下，补肾经200下。

配穴：推大肠200下，推后溪150下，揉外劳宫80下，推六腑120下，推三关40下，推揉膻中130下，揉中脘200下，按揉定喘300下，揉创新200下，揉推擦肺俞至发红。按拿肩井2～3下。

【随证加减】息促加揉肺俞100下、揉风门100下、按揉天突80下，痰多加揉按板门200下、揉按丰隆120下，烦热加掐揉内劳宫、揉按涌泉各60下，身热加拿捏合谷90下、揉曲池100下、水底捞明月（见第48页本穴操作说明），小便短黄加掐揉阳池80下、推后溪150下，大便秘结加揉龟尾、推下七节各80下，口渴加运土入水200下、推大肠150下。

07 痰鸣

喉中痰鸣简称痰鸣、喘鸣，是指痰涎壅盛，聚于喉间，气为痰阻，因而呼吸鸣响。本症可见于多种疾病，有虚实寒热之分，必须据证审因，辨证施治，同时本症也常为病危的表现。

病因病机

1.痰壅气阻，喉中痰鸣。脾为生痰之源，肺为贮痰之器，脾虚生痰贮于肺，壅阻于喉，则喘息痰鸣。

2.痰热阻肺，喉中痰鸣。痰火互结，上逼咽喉则喘息痰鸣。

3.痰火化风，喉中痰鸣。痰火生风，上扰清窍，意识模糊，甚则昏倒不省人事，喉中痰鸣辘辘。

4.痰蒙清窍，喉中痰鸣。痰浊上扰，阻塞灵窍，意识模糊，甚则昏倒不省人事，喉中痰鸣辘辘。

5.脾肾两虚，喉中痰鸣。痰源于肾，动于脾，脾肾虚弱，聚湿为痰。

辨证推治

痰壅气阻 | 健脾化痰，止咳平喘。

【症状】胸膈满闷，喘急气粗，痰声辘辘，甚不得卧，不欲饮食，舌苔白腻，脉滑。

【处方】

常例：开天门20下，推坎宫20下，推太阳20下，按总筋15下，分阴阳20下。

推五经：补脾经250下，清肝经200下，清心经100下，清肺经300下，补肾经150下。

配穴：推大肠100下，揉外劳宫120下，推揉膻中150下，揉中脘150下，揉肚脐200下，按揉定喘200下，揉创新、风门各150下，揉推擦肺俞至发红，按揉足三里150下，揉按丰隆80下。按拿肩井2～3下。

【随证加减】胸闷加掐揉内劳宫、掐揉四横纹、掐揉一窝风各80下，气喘加按揉天突80下，痰多加揉按板门200下，不欲饮食加运水入土200下、掐揉四横纹10遍、捏脊20遍。

【专家寄语】此病临床常被误认为轻症，未引起足够重视，常耽误治疗。临证时应及时综合治疗，以防病情加重。

痰热阻肺 ｜ 清热化痰，止咳平喘。

【症状】发热胸闷，气急喘促，鼻翼扇动，喉间痰鸣，声如曳锯，痰黄质稠，舌质红，苔黄腻，脉数。

【处方】

常例：开天门20下，推坎宫20下，推太阳20下，按总筋15下，分阴阳20下。

推五经：清脾经300下，清肝经350下，清心经250下，清肺经400下，补肾经200下。

配穴：推大肠150下，推后溪120下，推六腑120下，推三关40下，水底捞明月（见第48页本穴操作说明），推揉膻中130下，揉中脘200下，揉肚脐150下，按揉定喘300下，揉创新、风门各200下，揉推擦肺俞至发红，按揉足三里150下，揉按涌泉100下，揉按丰隆80下。按拿肩井2～3下。

【随证加减】发热加拿捏合谷90下、揉曲池80下、推天河水（见第48页本穴操作说明），鼻翼扇动加按揉风池、迎香各80下，胸闷加掐揉内劳宫、掐揉四横纹、掐揉一窝风各80下，气喘加按揉天突80下，痰多加揉按板门200下，不欲饮食加运水入土200下、掐揉四横纹10遍、捏脊20遍。

痰火化风 | 醒神开窍，化痰清火，平肝息风。

【症状】猝然眩晕，甚则昏倒，不省人事，口眼㖞斜，四肢不举，或半身麻木，舌本强硬，喉间痰鸣，舌质红，苔黄腻，脉洪数而滑。

【处方】

常例：开天门20下，推坎宫20下，推太阳20下，按总筋15下，分阴阳20下。

推五经：清脾经300下，清肝经450下，清心经400下，清肺经350下，补肾经200下。

配穴：推大肠200下，清后溪150下，推六腑200下，推三关50下，水底捞明月（见第48页本穴操作说明），推天河水（见第48页本穴操作说明），揉按板门200下，揉膻中150下，揉中脘200下，揉脐摩腹200下，按揉定喘300下，揉创新、风门各200下，揉推擦肺俞至发红，按揉足三里150下，揉按涌泉100下，揉按丰隆120下。按拿肩井2～3下。

【随证加减】眩晕加掐揉印堂、按揉百会各100下，昏倒加掐人中、老龙、仆参各80下，口眼㖞斜加拿捏合谷、掐小天心各90下，四肢不举加揉按承山、曲池各100下。

痰蒙清窍 | 化痰定痫。

【症状】眩晕头痛，胸闷不适，突然昏倒，喉间痰鸣，口吐涎沫，四肢抽搐，舌质暗淡，苔厚腻，脉滑或弦。

【处方】

常例：开天门20下，推坎宫20下，推太阳20下，按总筋15下，分阴阳20下。

推五经：清脾经300下，清肝经400下，清心经450下，清肺经200下，补肾经150下。

配穴：推大肠200下，揉外劳宫120下，揉按板门200下，推揉膻中150下，揉中脘200下，揉肚脐200下，揉丹田200下，按揉定喘300下，揉创新、风门各200下，揉推擦肺俞至发红，揉按足三里、丰隆各100下。按拿肩井2～3下。

【随证加减】眩晕加掐揉印堂、按揉百会各100下，昏倒加掐人中、老龙、仆参各80下，口眼㖞斜加拿捏合谷、掐小天心各90下，四肢不举加揉按承山、曲池各100下。

脾肾两虚 | 补脾益肾，理肺化痰。

【症状】少气懒言，呼多吸少，痰涎清稀，喉间痰鸣，畏寒肢冷，食少便溏，舌质淡，苔白，脉弱。

【处方】

常例：开天门20下，推坎宫20下，推太阳20下，按总筋15下，分阴阳20下。

推五经：补脾经400下，清肝经200下，清心经150下，补肺经300下，补肾经350下。

配穴：推大肠100下，揉外劳宫150下，清后溪80下，推揉膻中150下，揉中脘200下，揉脐200下，揉丹田300下，按揉定喘200下，揉创新、风门各150下，揉推擦肺俞至发红，按揉足三里150下，揉按涌泉100下，揉按丰隆100下。按拿肩井2～3下。

【随证加减】畏寒肢冷加拿捏合谷、揉按肾俞各100下，食少加运水入土200下、掐揉四横纹10遍、捏脊20遍，便溏加揉龟尾、推上七节各60下。

08

咳嗽

咳嗽是小儿疾患中一个常见的症状。无论外感、内伤，凡能导致肺失清肃、肺气壅遏不宣者，皆可发生咳嗽。

病因病机

临床上可将其分为外感咳嗽、内伤咳嗽、喘咳三种类型。小儿卫外功能不强，若外感风、寒、热（火）等邪，使肺失宣降，其气上逆而发为外感咳嗽。若外感咳嗽日久不愈，则易出现肺阴不足或肺气虚弱的内伤咳嗽。如邪郁积于内，滋生痰浊，壅塞气道则成喘咳。

辨证推治

外感咳嗽 | 以宣肺止咳化痰为主。

【症状】咳嗽频作，鼻流清涕或浊涕，痰白或黄稠，可伴有恶寒发热，头痛，面色苍白，唇干红，舌质淡或舌尖红，苔薄白或薄黄，脉浮数，指纹青紫。

【处方】

常例：开天门20下，推坎宫20下，推太阳20下，按总筋15下，分阴阳20下。

推五经：补脾经200下，清肝经250下，清心经150下，清肺经300下，补肾经100下。

配穴：清大肠80下，揉外劳宫60下，推三关150下，推六腑50下，推揉膻中120下，揉中脘100下，按揉定喘、揉创新各150下，揉推擦肺俞至发红，按揉足三里120下。按拿肩井2～3下。

【随证加减】咳嗽频作加揉肺俞150下、揉风门150下、按揉天突90下，恶寒发热按揉合谷、外劳宫、风池各100下，头痛加掐揉阳池、按揉肩井各90下，流涕加按揉风池、迎香各90下。

【专家寄语】外感风寒或风热致咳，俱按上述推法治之，多数经推治1次后，即热退而咳嗽减轻。

内伤咳嗽 | 以健脾益气、宣肺养阴为主。

【症状】咳嗽频作或阵作，尤以早晚为甚，干咳无痰或痰稠难咳，神乏气短，胸闷纳呆，自汗或盗汗，面色㿠白，唇舌淡红，无苔或白腻苔，脉细或细数，指纹青蓝。

【处方】

常例：开天门20下，推坎宫20下，推太阳20下，按总筋15下，分阴阳20下。

推五经：补脾经250下，清肝经200下，清心经100下，补肺经300下，补肾经150下。

配穴：推大肠120下，揉外劳宫100下，清后溪60下，掐揉一窝风各90下，运水入土200下，推揉膻中150下，揉中脘150下，揉肚脐200下，按揉定喘、揉创新各150下，揉推擦肺俞至发红。按拿肩井2～3下。

【随证加减】咳嗽频作加揉肺俞、风门各120下，早晚为甚加推三关120下、揉丹田200下，神乏气短加揉丹田、揉按足三里各200下，胸闷加掐揉内劳宫、掐揉四横纹各80下，纳呆加掐揉四横纹10遍、捏脊20遍，自汗或盗汗加运太阳80下、揉按膏肓200下。

咳喘 | 以清肺健脾为主，从而达到止咳平喘的目的。

【症状】发热，咳嗽频作，气息喘息，胸动鼻扇，胸中痰鸣，面色苍白，嘴唇干红，舌质红，苔黄厚腻，脉数，指纹青紫。

【处方】

常例：开天门20下，推坎宫20下，推太阳20下，按总筋15下，分阴阳20下。

推五经：清脾经300下，清肝经350下，清心经200下，清肺经400下，补肾经150下。

配穴：推大肠100下，清后溪80下，揉外劳宫60下，推六腑120下，推三关40下，水底捞明月（见第48页本穴操作说明），推揉膻中150下，揉中脘120下，按揉定喘、揉创新各200下，揉推擦肺俞至发红，揉按足三里150下。按拿肩井2～3下。

【随证加减】气喘加按揉天突90下、揉肺俞100下、揉风门100下，胸动鼻扇加按揉风池、迎香、天突各100下，胸中痰鸣加揉肺俞、揉风门、揉按丰隆各120下。

【专家寄语】多数患儿推治1次后，即热退喘平，咳嗽减轻。

09 肺炎喘嗽

肺炎是以发热、咳嗽、气急、鼻翼扇动为主症的疾病，2岁以下的婴幼儿发病率最高，本病四季均可发生，以冬春二季多见，如果患儿在上呼吸道感染或急性传染病过程中（如麻疹、流感等）气血亏虚，亦可并发或继发本病。

病因病机

风邪由皮毛或口鼻而入，外束肌表，内犯于肺，肺气为邪气所阻遏，不能宣达，肺中津液化为痰浊，阻于气道，以致肃降无权，出现发热、咳嗽、气促、鼻扇、喉中痰鸣等肺气上逆、肺气闭塞的症状。若为食积内伤脾胃，蕴生痰热，或复感外邪，以致胃气不和，引起痰热上冲，壅塞肺气，除可见上述症状外，还可见胃热化火伤阴之嘴唇干赤、烦渴狂饮等表现。

临床上常将本病分为风寒闭肺、风热闭肺、痰热壅肺三型。但由于小儿具有"稚阴未长"和"六气之邪，皆从火化"的生理病理特点，虽初感风寒，也极易化热，故风热闭肺型较为多见。现以风热闭肺型举例说明其推治方法，其他两型可用同法推治。

辨证推治

风热闭肺 ｜ 以清肺泻热为主。

【症状】高热面红，咳嗽，气急，鼻翼扇动，神昏，嘴唇干赤，烦渴狂饮，双肺呼吸音粗，可闻及干、湿性啰音，舌质深红，舌苔黄厚或黄燥，指纹紫蓝，脉数急。

【处方】

常例：开天门20下，推坎宫20下，推太阳20下，按总筋15下，分阴阳20下。

推五经：清脾经300下，清肝经350下，清心经400下，清肺经500下，补肾经200下。

配穴：清大肠150下，清后溪120下，揉内劳宫100下，推六腑150下，推三关50下，按揉合谷、曲池各120下，水底捞明月（见第48页本穴操作说明），推天河水（见第48页本穴操作说明），推揉膻中150下，揉中脘120下，按揉定喘、揉创新各150下，揉推擦肺俞至发红，揉按足三里150下。按拿肩井2～3下。

【随证加减】高热加揉外关100下、推脊柱80下、打马过天河（见第49页本穴操作说明），喘咳加揉肺俞200下、按揉天突100下，气急加按揉天突120下、揉风门150下，鼻扇加按揉风池、迎香各100下，神昏加掐人中、老龙、仆参各80下，烦渴加掐揉内劳宫、揉按涌泉各150下，痰鸣加揉按板门200下、揉按丰隆150下。

【专家寄语】每天上、下午各推1次，热退后可改为每天推1次。

10 哮喘

哮喘是小儿时期常见的一种以发作性哮鸣气促、呼吸延长为特征的肺部疾患。哮必兼喘，故称哮喘。本病在春秋二季的发病率较高，常反复发作，每因气候骤变而诱发，以夜间和清晨居多。病程越长，对患儿机体的影响则越大。

病因病机

本病为内外相感而发病。内因主要为素体不足，肺、脾、肾三脏功能失调，伏痰留饮；外因为感受外邪、饮食所伤、异物刺激等。病程日久，反复发作，可使肺伤气耗，波及脾肾，而见脾虚失运、肾虚失纳之证。

辨证推治

1.发作期

寒痰阻肺 | 温肺散寒，化痰降逆。

【症状】哮喘痰鸣，喉中如水鸡声，痰涎多泡而稀，或兼咳嗽，鼻塞，流涕，面目形寒，无汗，口不渴，舌质淡或晦暗，舌苔白腻或白滑，脉滑，或浮或沉细。本证常因遇寒发生。

【处方】

常例：开天门20下，推坎宫20下，推太阳20下，按总筋15下，分阴阳20下。

推五经：补脾经250下，清肝经200下，清心经100下，清肺经300下，补肾经150下。

配穴：清大肠80下，揉外劳宫100下，推三关150下，推六腑50下，推揉膻中120下，揉中脘100下，揉肚脐120下，按揉定喘200下，揉创新、风门各150下，揉推擦肺俞至发红，揉按足三里、丰隆各120下。按拿肩井2～3下。

【随证加减】哮喘明显加按揉天突100下，痰多加揉按板门200下、掐揉四横纹10遍，早晚为甚加揉丹田200下，鼻塞流涕加按揉风池、迎香各80下。

痰热阻肺 | 清热化痰，宣肺平喘。

【症状】咳喘哮鸣，声高息涌，痰液浓稠或黄，发热面赤，烦躁口渴，大便或干或秘，小便短赤，舌苔中心黄腻，脉滑数。

【处方】

常例：开天门20下，推坎宫20下，推太阳20下，按总筋15下，分阴阳20下。

推五经：清脾经300下，清肝经350下，清心经250下，清肺经400下，补肾经200下。

配穴：推大肠200下，推后溪150下，推六腑150下，推三关50下，推揉膻中130下，揉中脘150下，揉肚脐200下，按揉定喘200下，揉创新、风门各150下，揉推擦肺俞至发红，揉按足三里、丰隆各120下。按拿肩井2～3下。

【随证加减】发热加按揉合谷、曲池各100下，水底捞明月（见第48页本穴操作说明）、推天河水（见第48页本穴操作说明），烦躁加掐运小天心、掐揉内劳宫各90下，口渴加运土入水200下、揉按涌泉90下，大便或干或秘加揉龟尾、推下七节各80下，小便短赤加掐揉阳池90下。

2.缓解期

肺脾气虚 | 健脾益气，肃肺化痰。

【症状】哮喘已平，或偶有微哮，面白气弱，声低懒言，咳嗽痰多，纳少便溏，倦怠乏力，舌淡苔白，脉细缓。

【处方】

常例：开天门20下，推坎宫20下，推太阳20下，按总筋15下，分阴阳20下。

推五经：补脾经350下，清肝经150下，清心经100下，补肺经400下，补肾经300下。

配穴：推大肠80下，揉外劳宫100下，推揉膻中100下，推中脘200下，揉丹田200下，揉推擦肺俞至发红。按拿肩井2～3下。

【随证加减】咳嗽加按揉定喘、揉创新各150下，痰多加揉按板门200下、揉按丰隆120下，纳少加运水入土200下、掐揉四横纹10遍、捏脊20遍，便溏加揉龟尾、推上七节各60下，声低懒言、倦怠乏力加揉肚脐、揉按足三里各200下。

肾虚不纳 | 温肾纳气。

【症状】面色㿠白，形寒肢冷，脚软无力，动则心悸气短，易自汗出，或虚喘不纳，尿清而频，或夜尿多，或夜间遗尿，大便溏泻，舌淡苔白，脉细弱。

【处方】

常例：开天门20下，推坎宫20下，推太阳20下，按总筋15下，分阴阳20下。

推五经：补脾经300下，清肝经250下，先补心经200下，再清心经100下，补肺经350下，补肾经400下。

配穴：推大肠100下，揉外劳宫150下，推揉膻中150下，揉中脘200下，揉肚脐200下，揉丹田300下，按揉定喘200下，揉创新150下，揉推擦肺俞至发红，揉按足三里150下，揉按丰隆100下。按拿肩井2～3下。

【随证加减】形寒肢冷加拿捏合谷、揉按肾俞120下，脚软无力加揉按足三里200下、揉按承山90下，遗尿加揉关元300下，便溏加揉龟尾、推上七节各60下。

11 乳蛾

乳蛾，又名喉蛾，西医称扁桃体炎，有急性、慢性之分，易反复发作。急性乳蛾以高热、咽喉红肿疼痛为特征，起病急，全身症状重，多参考"发热""(重)感冒"等疾病的治疗。慢性乳蛾以小儿扁桃体慢性肿大，在季节变化或感冒时症状加重为特征。

病因病机

本病多为慢性，其基本病机为正气虚弱，痰瘀邪毒郁结于喉核。小儿先天禀赋不足，如调护失宜，易于感冒，感冒后不能及时托毒外出，郁滞于喉核（即腭扁桃体），或急性乳蛾治疗不彻底，使喉核肥大，发为本病。

辨证推治

禀赋不足，调护失宜 | 补益气血，利咽散结。

【症状】小儿喉核肿大，咽喉不利，干嗽干呕，睡眠时呼吸不畅，打呼噜，舌质淡，苔薄白，脉滑，指纹淡红。

【处方】

常例：开天门20下，推坎宫20下，推太阳20下，按总筋15下，分阴阳20下。

推五经：补脾经250下，清肝经150下，清心经100下，补肺经300下，补肾经200下。

配穴：推大肠80下，揉外劳宫100下，清后溪60下，拿捏合谷80下，推三关90下，推六腑30下，推揉膻中100下，揉中脘150下，揉推擦肺俞至发红，揉足三里、丰隆各120下。按拿肩井2～3下。

【随证加减】咽喉不利加按揉风池、按揉天突、掐揉一窝风各80下，干嗽加按揉定喘、膏肓各200下，干呕加揉按涌泉、内关各90下，呼吸不畅加按揉天突、风门各90下，打呼噜加按揉风池、按揉天容各100下。

【专家寄语】此病与喂养不当、滥用药品密切相关，推拿的同时，必须科学喂养，忌食用含大量化学添加剂的饮食，严禁滥用抗生素、激素等药品。

正虚邪恋，痰瘀互结 | 扶正祛邪，利咽散结。

【症状】小儿喉核肿大，咽喉肿痛，喉核表面凹凸不平，时有低热，呼吸不畅，睡觉打呼噜，舌质红，苔薄黄，脉滑数，指纹红滞。

【处方】

常例：开天门20下，推坎宫20下，推太阳20下，按总筋15下，分阴阳20下。

推五经：先清脾经300下，再补脾经150下，清肝经350下，清心经250下，清肺经400下，补肾经200下。

配穴：推大肠150下，推后溪120下，推六腑120下，推三关40下，推揉膻中130下，揉中脘200下，揉推擦肺俞至发红，揉足三里、丰隆各120下。按拿肩井2～3下。

【随证加减】咽喉肿痛加按揉风池、天容、天突各90下，低热加推天柱、拿捏合谷、按揉曲池各90下。

12

鼻渊

鼻渊，西医称之为鼻窦炎，有急性、慢性之分，表现为鼻流浊涕、量多不止，常伴有易感冒、头痛头昏、鼻窦区疼痛、鼻塞、嗅觉减退、健忘、眩晕等症状，可对小儿语言、学习、性格等产生不良影响。

病因病机

虚实夹杂、寒热相搏、化腐化浊为本病的基本病机。初期外感风寒，内生痰热，寒热相搏，化腐化浊而成本病。后期，多为急性期失治误治，病邪未除，正气先衰，肺脾两虚，无力托毒，邪气、痰浊、瘀血日久，化腐化浊亦成本病。

辨证推治

寒热客肺 | 疏风散寒，祛热通窍。

【症状】继发于感冒之后，感冒症状减轻，热退，但鼻涕由清转黄，量增多，质变黏稠，兼嗅觉减退，或伴头昏、头痛、身热、恶寒、咳嗽、痰黄稠，舌红，苔薄黄，脉浮数，指纹浮。

【处方】

常例：开天门20下，推坎宫20下，推太阳20下，按总筋15下，分阴阳20下。

推五经：清脾经200下，清肝经250下，清心经150下，清肺经300下，补肾经100下。

配穴：清大肠100下，揉外劳宫80下，推三关90下，推六腑50下，按揉曲池、合谷各80下，按揉风池、迎香各80下，揉按大椎80下，推揉膻中120下，揉中脘150下，揉推擦肺俞至发红。按拿肩井2～3下。

【随证加减】头昏加推太阳80下，头痛加阳池80下，恶寒加按揉肾俞100下，咳嗽加按揉定喘、创新各150下，痰黄稠加揉按板门200下、揉按丰隆120下。

【专家寄语】此证为鼻渊早期，治疗较易，应抓紧时间治疗，尽量综合治疗，力争早日治愈。

胆经郁热 | 清泻胆热，化浊通窍。

【症状】长期反复鼻流浊涕，色黄或绿色，质稠，脓性，嗅觉差，头痛，头昏、口苦咽干，耳鸣如潮，烦躁不安，舌红，苔黄腻，脉滑数，指纹紫。

【处方】

常例：开天门20下，推坎宫20下，推太阳20下，按总筋15下，分阴阳20下。

推五经：清脾经250下，清肝经400下，清心经350下，清肺经300下，补肾经200下。

配穴：推大肠150下，推三关30下，推六腑90下，按揉曲池、合谷各80下，水底捞明月（见第48页本穴操作说明），揉中脘150下，按揉风池、迎香各80下，揉按大椎80下，揉推擦肺俞至发红，点揉肝俞、胆俞、阳陵泉各80下。按拿肩井2～3下。

【随证加减】头痛头昏加掐揉阳池、推太阳各80下；口苦加运土入水200下；耳鸣加揉翳风、听宫各80下；烦躁不安加掐运小天心、掐揉内劳宫各100下。

【专家寄语】此证多见于鼻渊中期，也比较容易治疗，应抓紧时间综合治疗，力争早日治愈。

肺脾气虚 ｜ 补土生金，通利鼻窍。

【症状】鼻涕黏稠、白浊，时多时少，遇冷尤甚，鼻塞，嗅觉减退，反复感冒，经常咳嗽，头昏，面色白，气短乏力，肢倦纳呆，健忘，注意力不集中，舌质淡、苔薄白，寸脉无力，指纹淡。

【处方】

常例：开天门20下，推坎宫20下，推太阳20下，按总筋15下，分阴阳20下。

推五经：补脾经250下，清肝经150下，清心经100下，补肺经300下，补肾经200下。

配穴：推大肠80下，揉外劳宫100下，清后溪60下，推三关120下，推六腑40下，推揉板门150下，推揉膻中120下，揉中脘150下，揉脐摩腹150下，揉丹田200下，按揉风池、迎香各80下，揉推擦肺俞至发红，按揉足三里150下。按拿肩井2～3下。

【随证加减】遇冷尤甚加拿捏合谷、揉按肾俞各90下，咳嗽加按揉定喘、揉创新各150下。

【专家寄语】此证多见于鼻渊晚期，难以治疗，必须综合治疗才能治愈。

13

鼻衄

鼻衄是临床常见的症状之一，俗称鼻出血。可由鼻部疾病引起，也可由全身疾病所致。鼻出血多为单侧，少数情况下可出现双侧鼻出血，出血量多少不一，轻者仅为涕中带血，重者可引起失血性休克，反复鼻出血可导致贫血。

病因病机

引起鼻衄的原因很多，可由鼻部损伤或鼻腔其他疾病引起，也可由鼻腔周围或全身性疾病诱发。鼻衄多为肝胃火盛，血为热迫，逆而上壅所致。

辨证推治

鼻衄 | 疏肝和胃，清热止血。

【症状】鼻出血，多伴有鼻干、身热、不渴，或头晕、头痛症状。急则治其标，鼻出血属于急症，根据出血的轻重缓急、出血部位、出血量及病因，选择不同的止血方法，尽可能迅速止血，并对因治疗，血止后再行小儿推拿。

【处方】

常例：开天门20下，推坎宫20下，推太阳20下，按总筋15下，分阴阳20下。

推五经：清脾经400下，清肝经450下，清心经300下，清肺经350下，补肾经200下。

配穴：推大肠150下，清后溪200下，推六腑150下，推三关50下，水底捞明月（见第48页本穴操作说明），推天河水（见第48页本穴操作说明），掐揉两扇门90下，按揉孔最80下，揉膻中

150下，揉中脘200下，推天柱80下，揉推擦肺俞至发红，揉按
涌泉60下。按拿肩井2～3下。

【随证加减】鼻干加掐揉内劳宫60下，身热加按揉合谷、曲池各90
下，头晕头痛加掐揉阳池、印堂各80下。

【专家寄语】血液病变引起的鼻衄推拿也有效，但必须以治疗原发病
为主。

14

瘾疹

瘾疹是指皮肤出现鲜红色或苍白色风团，时隐时现，并伴皮肤瘙痒的过敏性皮肤病。瘾疹类似西医荨麻疹。本病发病突然，常皮肤先瘙痒，随即出现大小形态不一的风团块，发作时间不定，发无定处，可迅速消退或反复发作，可发于任何年龄、季节，男女皆可发病，以小儿多见。

病因病机

瘾疹的基本病机为肌肤营血不足、肺卫亏虚，风邪浸淫，夹寒、夹热、夹湿、夹燥，郁于肌肤而发。本病表现为风团样皮疹，在表，多系风邪侵袭，亦有体内积热、燥邪、湿浊透达于肌肤，郁而为病者。

辨证推治

风热袭表 ｜ 疏风清热。

【症状】风团鲜红，灼热剧痒，伴发热、咽喉肿痛，心烦，遇热皮疹加重，苔薄白，脉浮数，指纹浮。

【处方】

常例：开天门20下，推坎宫20下，推太阳20下，按总筋15下，分阴阳20下。

推五经：清脾经250下，清肝经200下，清心经100下，清肺经300下，补肾经150下。

配穴：推三关90下，推六腑50下，推大肠120下，清后溪150下，按揉合谷、曲池各100下，掐揉一窝风80下，水底捞明月（见第48页本穴操作说明），揉膻中、中脘各120下，拿揉风池80下，推揉擦肺俞至发红，按揉血海、足三里、涌泉各100下。按拿肩井2～3下。

【随证加减】剧痒加按揉肺俞、风门各100下，发热明显加推天河水、推脊柱100下，咽喉肿痛加按揉天容、天突各90下，心烦加掐运小天心、掐揉内劳宫各120下。

风寒犯表 | 疏风散寒。

【症状】皮疹色白或青，遇寒加重，得温则减，伴恶寒，肢冷，舌淡，舌白，脉浮紧。

【处方】

常例：开天门20下，推坎宫20下，推太阳20下，按总筋15下，分阴阳20下。

推五经：补脾经250下，清肝经200下，清心经100下，清肺经300下，补肾经150下。

配穴：推三关120下，推六腑40下，揉按外劳宫150下，掐揉二扇门80下，拿捏合谷80下，揉膻中、中脘各120下，揉丹田200下，按揉风池80下，揉肺俞150下，揉风门150下，揉推擦肺俞至发红，按揉血海、足三里各100下。按拿肩井2～3下。

【随证加减】肢冷加揉脐摩腹200下、揉肾俞120下。

邪热内蕴 | 清泻郁热。

【症状】风团成片，色红，瘙痒剧烈，伴脘腹疼痛，恶心呕吐，大便秘结或泄泻，舌质红、苔黄腻，脉滑，指纹紫。

【处方】

常例：开天门20下，推坎宫20下，推太阳20下，按总筋15下，分阴阳20下。

推五经：清脾经400下，清肝经300下，清心经250下，清肺经350下，补肾经200下。

配穴：清大肠150下，清后溪120下，推六腑150下，推三关50下，掐揉二扇门100下，捣小天心100下，拿捏合谷、曲池、外关、大椎各100下，水底捞明月（见第48页本穴操作说明），推天河水（见第48页本穴操作说明），推揉膻中100下，揉中脘150下，按揉风池、风门各100下，揉推擦肺俞至发红，推下七节60下，按揉足三里150下，按揉三阴交80下，揉按涌泉80下。按拿肩井2～3下。

【随证加减】瘙痒剧烈加掐揉一窝风、推天柱、推脊柱骨各80下，脘腹疼痛加揉肚脐150下、掐揉一窝风80下、掐揉四横纹10遍。

血虚风燥 | 养阴清热。

【症状】反复发作，迁延日久，午后或夜间加剧，伴心烦易怒，夜啼不安，口干，手足心热，舌红少津，脉细数，指纹红。

【处方】

常例：开天门20下，推坎宫20下，推太阳20下，按总筋15下，分阴阳20下。

推五经：补脾经300下，清肝经350下，先补心经400下，再清心经200下，补肺经250下，补肾经200下。

配穴：清后溪150下，掐揉内劳宫100下，掐揉二扇门80下，拿捏合谷80下，推天河水（见第48页本穴操作说明），推揉膻中100下，揉中脘150下，揉脐200下，推桥弓60下，按揉风池、风门各100下，揉推擦肺俞至发红，揉膈俞100下，捏脊20遍，揉龟尾150下，拿血海100下，按揉足三里150下，揉三阴交90下，揉按涌泉60下。按拿肩井2～3下。

【随证加减】心烦易怒加掐运小天心90下、掐揉四横纹10遍，夜啼不安加按揉总筋80下，掐运小天心100下，口干加运土入水、推大肠各200下，手足心热加按揉总筋60下、水底捞明月（见第48页本穴操作说明）。

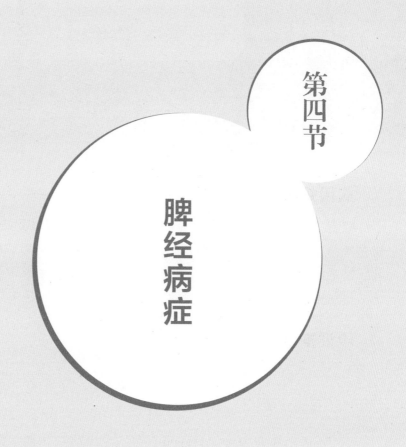

第四节

脾经病症

01

泄泻

泄泻是以大便次数增多、便下稀薄或便如水样为特征的疾病。本病四季均有发生，但多见于夏秋两季。四时外感、饮食内伤等都可导致脾胃运化失常而致泄泻。

病因病机

根据病因和临床表现，可分为热泻、寒泻和脾虚久泻三种。湿热之邪损伤脾胃，脾失健运，水湿相杂而下，下迫大肠而致热泻。风寒之邪侵入机体，客于肠胃，阳气受阻，气机不畅，传化失常而发生寒泻。因病后体虚或诸泻误治失治，耗伤真元，脾失健运，导致脾虚泄泻，日久不愈。

辨证推治

热泻 | 清热化湿。

【症状】多呈急性，便泻每日数次至十余次，稀水样，或有少许黏液，肛门灼热发红，小便量少色黄，中度发热或不发热，烦热口渴，唇红，舌尖通红，苔黄腻，脉数，指纹深红。

【处方】

常例：开天门20下，推坎宫20下，推太阳20下，按总筋15下，分阴阳20下。

推五经：清脾经300下，清肝经200下，清心经150下，清肺经250下，补肾经100下。

配穴：推大肠200下，清后溪150下，推六腑120下，推三关40下，运土入水150下，拿捏合谷120下，按揉曲池100下，揉中脘150下，揉脐200下，揉推擦肺俞至发红，揉龟尾100下，推上七节60下，揉按足三里200下，揉按涌泉100下。按拿肩井2～3下。

【随证加减】发热加水底捞明月（见第48页本穴操作说明）、推天河水（见第48页本穴操作说明），烦热加掐运小天心、掐揉内劳宫各100次，口渴加掐揉大椎80下、水底捞明月（见第48页本穴操作说明）。

【专家寄语】每日推1次，连推2～3次可愈，泻势急迫而病情较重者，可在揉推擦肺俞时，结合针刺肺俞放血法治之。

寒泻 │ 疏风散寒，温中化湿。

【症状】每日大便数次，便稀多沫，色淡或色绿，腹胀肠鸣，或腹痛，或伴有低热，轻咳，不口渴，舌淡苔白润，脉浮缓或浮紧，指纹淡红。

【处方】

常例：开天门20下，推坎宫20下，推太阳20下，按总筋15下，分阴阳20下。

推五经：补脾经300下，清肝经250下，清心经100下，补肺经150下，补肾经200下。

配穴：推大肠150下，揉外劳宫100下，推三关70下，推六腑50下，揉中脘150下，揉脐200下，揉推擦肺俞至发红，揉龟尾100下，推上七节70下，揉按足三里150下。按拿肩井2～3下。

【随证加减】大便色淡加运水入土200下、捏脊20遍，大便色绿加揉肾俞60下、揉丹田200下，腹胀加分阴阳60下、掐揉四横纹10遍，肠鸣加掐揉一窝风60下、掐揉四横纹10遍，腹痛加掐揉四横纹10遍、掐揉一窝风60下，低热加按揉合谷70下、按揉曲池70下、水底捞明月（见第48页本穴操作说明），咳加按揉定喘、揉创新各150下。

脾虚久泻 | 健补脾胃。

【症状】每天泻五六次或八九次，便多呈水状，或便质稀薄，但量不太多，食欲不振，形体消瘦，面色萎黄或苍白，嘴唇淡红，舌质淡，光滑无苔，脉沉细，指纹淡红。

【处方】

常例：开天门20下，推坎宫20下，推太阳20下，按总筋15下，分阴阳20下。

推五经：补脾经400下，清肝经250下，先补心经300下，后清心经150下，补肺经200下，补肾经350下。

配穴：推大肠150下，揉外劳宫100下，推揉膻中120下，逆时针方向揉中脘300下，揉脐200下，揉丹田300下，揉推擦肺俞至发红。揉龟尾120下，推上七节80下，揉按足三里200下，揉按涌泉80下。按拿肩井2～3下。

【随证加减】食欲不振加运水入土200下、掐揉四横纹10遍、捏脊20遍。

吐泻兼作 | 清脾胃湿热。

【症状】呕吐每日数次或十余次，腹泻每日数次至十数次，稀水样便，烦渴狂饮，饮后即呕吐，或乳后即吐，中度发热，烦躁不安，腹胀肠鸣，失水不明显，面色苍白无华，嘴唇干赤，舌尖边红，苔黄腻，指纹深红，脉洪数。

【处方】

常例：开天门20下，推坎宫20下，推太阳20下，按总筋15下，分阴阳20下。

推五经：清脾经400下，清肝经300下，清心经250下，清肺经350下，补肾经200下。

配穴：推大肠200下，清后溪150下，揉外劳宫100下，推三关50下，推六腑150下，推揉膻中120下，揉按乳旁、中脘各150下，揉推擦肺俞至发红，揉龟尾120下，推上七节80下，按揉足三里150下，揉按涌泉80下。按拿肩井2～3下。

【随证加减】呕吐重加揉内关80下、推板门200下，烦渴加运土入水200下、推大肠150下，发热加拿捏合谷80下、按揉曲池80下、水底捞明月（见第48页本穴操作说明），烦躁不安加掐运小天心、掐揉内劳宫各80下，腹胀加分阴阳80下、掐揉四横纹10遍，肠鸣加掐揉一窝风100下、掐揉四横纹10遍。

【专家寄语】吐泻严重者，推后可用三棱针点刺背部膀胱经的大杼、风门、肺俞穴（两侧均用）及双手拇指少商穴，放血数滴，此为实则泻子法，如此推、针结合治疗，大多2～3小时即止呕吐，5～6小时可止泄泻。

02 呕吐

呕吐是儿科常见病，引起呕吐的原因很多，小儿先天禀赋不足，脾胃虚弱，饮食不节，冷热失调，致胃腑受伤，气不和降而上逆为其主要病因病机。呕吐也常是某些急性传染病和某些急腹症的先兆症状，临证时必须注意鉴别，不可盲目推治，以免贻误病情。

病因病机

寒吐：多因小儿体质素虚，过食生冷或腹部受寒，以致寒邪客居中焦，胃不受纳，下降失权，上逆而作吐。

热吐：多因感受时邪致胃中积热，或过食煎熬之物，或食积化热，或因乳母过食肥厚之品，造成患儿中脘积热，下降受阻，上冲作吐。

伤乳食吐：主要因为饮食不节，或哺乳过多，乳食停滞胃中，和降失权，或因过食油腻肥厚之物，壅塞中焦而作吐。

辨证推治

寒吐 | 健脾和胃，温中散寒。

【症状】呕吐乳食，食物停留胃中时间较长而作吐，面色苍白，肢冷，腹痛，胸闷不舒，大便溏薄，舌质淡，苔白腻，脉迟，指纹淡红。

【处方】

常例：开天门20下，推坎宫20下，推太阳20下，按总筋15下，分阴阳20下。

推五经：补脾经300下，清肝经250下，清心经100下，补肺经200下，补肾经150下。

配穴：推大肠100下，揉外劳宫200下，推板门200下，推揉膻中100下，推揉中脘200下，揉脐摩腹200下，揉丹田300下，揉推擦肺俞至发红，按揉足三里150下，揉按涌泉80下。按拿肩井2～3下。

【随证加减】肢冷加掐揉一窝风60下、推三关80下，腹痛加掐揉四横纹10遍、按揉一窝风60下，胸闷加按揉内关100下、掐揉四横纹10遍，便溏加揉龟尾60下、推上七节60下。

热吐 ｜ 清热健胃，降逆理中。

【症状】全身发热，呕吐频作，吐物酸臭，或呕吐黄水，食后少时即吐，口渴思饮，烦躁不安，唇干赤，舌红苔黄燥，脉洪数，指纹红或紫。

【处方】

常例：开天门20下，推坎宫20下，推太阳20下，按总筋15下，分阴阳20下。

推五经：先清脾经300下，后补脾经100下，清肝经250下，清心经200下，先清肺经150下，补肾经100下。

配穴：推大肠200下，推后溪150下，推六腑90下，推三关30下，拿捏合谷100下，水底捞明月（见第48页本穴操作说明）、推天河水（见第48页本穴操作说明），推天柱80下，推板门200下，掐揉四横纹10遍，推揉膻中120下，揉中脘150下，揉脐摩腹200下，揉推擦肺俞至发红，按揉足三里150下，揉按涌泉60下。按拿肩井2～3下。

【随证加减】发热明显加按揉外关60下、按揉曲池60下、推脊柱80下，口渴思饮加运土入水200下，烦躁不安加掐运小天心、掐揉内劳宫各60下。

伤乳食吐 ｜消食理中，健脾和胃。

【症状】呕吐频作，腥臭如腐秽，食后作吐，腹胀便秘，食欲减退，舌质淡红，苔腻，脉数，指纹深红。

【处方】

常例：开天门20下，推坎宫20下，推太阳20下，按总筋15下，分阴阳20下。

推五经：先清脾经100下，后补脾经300下，清肝经250下，清心经150下，补肺经100下，补肾经200下。

配穴：推大肠100下，推三关30下，推六腑90下，推板门200下，推揉膻中100下，推揉中脘（先揉300下，再直推150下），揉脐摩腹300下，揉推擦肺俞至发红，按揉足三里150下，揉按涌泉60下。按拿肩井2～3下。

【随证加减】呕吐频作加按揉内关120下、分阴阳60下，腥臭如腐秽加运水入土200下、掐揉四横纹10遍，腹胀加分阴阳100下、掐揉四横纹10遍，便秘加揉龟尾80下、推下七节80下，食欲减退加掐揉四横纹10遍、捏脊20遍。

03 便秘

便秘以大便秘结不通、排便时间延长为主要表现。便秘有时单独出现，有时续发于其他疾病的过程中。由于病因病机不同，故临床表现有所不同，大致分为虚实两类。

病因病机

1.饮食不节，过食辛辣厚味，以致肠胃积热，气滞不行；或于热病后耗伤津液，导致肠胃燥热，阴津失于输布而不能下润，于是大便秘结，难于排出。

2.先天不足，身体虚弱，或病后体虚，气血不足，气虚则大肠传送无力，血虚则津少不能滋润大肠，以致大便排出困难。

辨证推治

实秘 | 顺气行滞，清热通便。

【症状】大便干结，排便困难，甚至便秘不通，腹胀不适，或胸胁痞满，胃纳减少，噫气频作，欲便不便，甚则腹胀疼痛，兼呕吐，口臭唇红，面赤身热，小便短黄，舌苔黄燥，脉象滑实，指纹紫滞。

【处方】

常例：开天门20下，推坎宫20下，推太阳20下，按总筋15下，分阴阳20下。

推五经：清脾经400下，清肝经300下，清肺经200下，清心经150下，补肾经100下。

配穴：推大肠150下，推后溪120下，推六腑90下，推三关30下，按揉合谷80下，掐揉阳池80下，揉推中脘150下（消导法：先揉200下，再直推100下），揉脐200下，摩腹150下，揉推擦肺俞至发红，揉龟尾80下，推下七节80下，按揉足三里150下，揉按涌泉80下。按拿肩井2～3下。

【随证加减】腹胀加分阴阳60下、掐揉四横纹10遍，胸胁痞满加揉按乳旁60下，胃纳减少加掐揉四横纹10遍、捏脊20遍，噫气呕吐加按揉内关80下、分阴阳60下，口臭唇红、面赤身热加推天柱、推板门（从横纹推向板门）各200下，小便短黄加掐揉阳池80下。

虚秘 | 益气养血，滋阴润燥。

【症状】面色㿠白无华，形体无力，神疲，大便干燥，努挣难下，或时有便急，大便并不硬，但努则乏力，用力则汗出短气，便后疲乏，舌淡苔薄白，脉虚细，指纹淡红。

【处方】

常例：开天门20下，推坎宫20下，推太阳20下，按总筋15下，分阴阳20下。

推五经：补脾经350下，清肝经250下，先补心经200下，再清心经100下，补肺经300下，补肾经400下。

配穴：推大肠100下，推后溪80下，推板门100下，掐揉阳池80下，按揉合谷90下，揉中脘150下（补中法：逆时针方向揉之），揉脐250下，揉推擦肺俞至发红，捏脊20遍，揉按涌泉80下，揉龟尾120下，推下七节60下。按拿肩井2～3下。

【随证加减】神疲明显加按揉足三里200下，大便不硬加揉丹田200下。

04

腹痛

腹痛在儿科临床极为常见，胃脘以下、耻骨以上、脐两旁发生疼痛者，均可称为腹痛。若疼痛在胃脘部，则称为胃痛。无外科急腹症指征的小儿腹痛可参照本法治疗。

病因病机

腹痛虽有多种原因，但临证一般将其概为虚寒与实热两型以推治之。虚寒腹痛，多因小儿稚阳之体，机体素弱，复加饮食不节或喂养不当，或嗜食生冷，损伤脾胃，以致中焦虚寒，脾阳不振，脏腑失于温煦，脉络凝滞，从而引起气机壅阻，经脉失调、凝滞不通而为腹痛。

实热腹痛，则由于饮食不节，损伤脾胃，乳食停积中焦不化，酿成湿热，或感受暑热之邪，结于肠胃，壅塞气机，或寒热之邪搏击肠胃，气机受阻，升降失和，传化失司，或饮食不洁，滋生诸虫，攻窜肠道，以致腹胀腹痛。

辨证推治

虚寒腹痛 | 以温中散寒、行气止痛为主。

【症状】腹痛阵作，痛甚则额冷汗出，或腹痛绵绵，时作时止，痛处喜按，得温较舒，面色苍白，四肢清冷，大便稀溏，小便清长，唇青或紫暗，舌质淡，苔薄白，脉沉迟或迟缓，指纹青灰。

【处方】

常例：开天门20下，推坎宫20下，推太阳20下，按总筋15下，分阴阳20下。

推五经：先清脾经100下，再补脾经300下，清肝经250下，清心经100下，补肺经150下，补肾经200下。

配穴：推大肠150下，掐揉四横纹10遍，掐揉一窝风120下，揉外劳宫180下，揉中脘200下，揉肚脐300下，揉丹田300下，揉推擦肺俞至发红，揉按梁丘80下、揉按足三里150下。按拿肩井2～3下。

【随证加减】痛甚加按揉肝俞、阳陵泉、太冲各90下，清冷加推三关200下、灸命门潮红为度，大便稀溏加揉龟尾、推上七节各60下。

【专家寄语】如疼痛剧烈啼哭不止者，可先揉一窝风、外劳宫、中脘、肚脐等穴部以缓解疼痛，然后再用上法推治。

实热腹痛 | 以疏肝理气、清热导滞为主。

【症状】腹痛突作，或腹痛胀满，或腹部剧痛而拒按，伴有低热，四肢微温，嘴唇干赤，舌质红，苔薄黄，脉沉数，指纹深红。

【处方】

常例：开天门20下，推坎宫20下，推太阳20下，按总筋15下，分阴阳20下。

推五经：先清脾经300下，后补脾经100下，清肝经250下，清心经200下，清肺经150下，补肾经100下。

配穴：推大肠200下，掐揉四横纹10遍，推后溪150下，揉外劳宫120下，掐揉一窝风80下，推六腑150下，推三关50下，揉中脘200下，揉脐300下，揉推擦肺俞至发红，按梁丘、足三里各150下。按拿肩井2～3下。

【随证加减】剧痛加按揉肝俞、阳陵泉、太冲各80下，低热加按揉合谷60下、按揉曲池60下。

【专家寄语】如疼痛剧烈啼哭不止者，可先揉一窝风、外劳宫、中脘、肚脐等穴部以缓解疼痛，然后再用上法推治。

05

痢疾

痢疾是以腹痛、里急后重、下痢赤白脓血为主症的肠道传染性疾病，多发生于夏秋季节。因其具有传染性，易于流行，故又有"时疫痢"之名。本病一般分为湿热痢、寒湿痢两种证型。

病因病机

湿热痢：饮食不节，酿生湿热，或感受暑湿、疫毒，气血受阻，凝为脓血，成湿热痢；如湿热侵入营血，行动肝风，还可见到神昏、痉厥等危重症，即所谓疫毒痢。

寒湿痢：多由于患儿素体阳虚，易感受寒湿，或感受湿邪后，易从寒化，寒湿滞留肠中，气机阻滞而见寒湿痢；或因患儿平素恣食生冷瓜果，湿从寒化，壅塞肠中，大肠气机受阻，气滞血瘀，化为脓血，而成寒湿痢。

辨证推治

湿热痢 | 以清除肠胃湿热为主，调气行血为辅。

【症状】腹痛，下痢赤白夹杂，或下痢脓血，里急后重，肛门灼热，小便短黄，高热或低热，嘴唇干赤，舌质红，苔黄腻，脉滑数，指纹淡紫。

【处方】

常例：开天门20下，推坎宫20下，推太阳20下，按总筋15下，分阴阳20下。

推五经：清脾经400下，清肝经350下，清心经300下，清肺经200下，补肾经250下。

配穴：推大肠300下，推后溪150下，运土入水150下，揉外劳宫80下，揉合谷、曲池各60下，推六腑150下，推三关50下，水底捞明月（见第48页本穴操作说明），揉中脘200下，揉脐300下，揉推擦肺俞至发红（或针刺放血），揉按足三里150次，揉龟尾150下。按拿肩井2～3下。

【随证加减】下痢脓血加推下七节21下，高热或低热加掐揉内劳宫100下。

【专家寄语】每天可推1～3次，前几次推下七节，赤白脓冻明显减少后改推上七节。

寒湿痢 | 以温中燥湿、健脾行气为主。

【症状】痢下赤白黏冻，白多赤少，或纯为白冻，腹部疼痛，里急后重，伴有畏寒肢冷，神疲倦怠，舌质淡，苔白腻，脉濡缓，指纹淡红或青灰。

【处方】

常例：开天门20下，推坎宫20下，推太阳20下，按总筋15下，分阴阳20下。

推五经：先清脾经200下，再补脾经400下，清肝经300下，清心经250下，清肺经150下，补肾经200下。

配穴：推大肠300下，推后溪150下，揉外劳宫200下，推六腑60下，推三关20下，揉中脘200下，揉脐300下，揉推擦肺俞至发红，揉按足三里150下，揉龟尾80下。按拿肩井2～3下。

【随证加减】疼痛加掐揉四横纹、掐揉一窝风各90下，畏寒肢冷加揉丹田200下，神疲倦怠加捏脊20遍、揉丹田200下。

【专家寄语】每天可推1～3次，前几次推下七节，赤白脓冻明显减少后改推上七节。

06

流涎

小儿流涎又称"滞颐"，俗称流口水。流涎日久不消，易耗伤津液和正气。但1岁以内的小儿，不会调节口水，流涎是正常的。一过性的流涎也非病态。

病因病机

金玉不约为滞颐的基本病机。滞颐指涎液从口中不自主流出，似闸门漏水。导致金玉不约的原因分虚实两种。虚为脾虚不摄，肾虚不约，唾液不固，时而流出。实为脾胃蕴热，熏蒸于口，迫涎流出。

辨证推治

中焦蕴热 | 健脾化湿，清胃化滞。

【症状】流涎黏稠，口臭，腹胀，便秘，小便黄赤，舌红，苔黄腻，脉滑数，指纹紫。

【处方】

常例：开天门20下，推坎宫20下，推太阳20下，按总筋15下，分阴阳20下。

推五经：先清脾经300下，后补脾经100下，清肝经200下，清心经150下，清肺经250下，补肾经100下。

配穴：推大肠200下，推后溪150下，推六腑90下，推三关30下，推揉板门200下，运水入土150下，掐揉四横纹10遍，推胸80下，揉中脘200下，揉脐300下，揉推擦肺俞至发红，揉龟尾、推下七节各60下，捏脊20遍，揉按足三里150下。按拿肩井2～3下。

【随证加减】口臭加揉内劳宫60下、水底捞明月（见第48页本穴操作说明），腹胀加推揉气海200下，便秘加掐揉阳池80下。

脾肾两虚 ｜ 健脾益气，消导化湿。

【症状】流涎清冷，口淡无味，面色萎黄，肌肉消瘦，乏力，厌食，便溏，或完谷不化，舌淡红，苔白，脉虚，指纹淡。

【处方】

常例：开天门20下，推坎宫20下，推太阳20下，按总筋15下，分阴阳20下。

推五经：补脾经400下，清肝经200下，先补心经300下，再清心经150下，补肺经250下，补肾经350下。

配穴：推大肠120下，推后溪60下，推三关150下，推揉板门200下，运水入土250下，掐揉四横纹10遍，揉中脘200下，揉脐300下，揉丹田300下，揉推擦肺俞至发红，按揉脾俞、肾俞各100下，捏脊20遍，揉按足三里150下，揉龟尾80下。按拿肩井2～3下。

【随证加减】清冷加灸百会以潮红为度，便溏加推上七节60下。

07

磨牙

磨牙指上下牙齿相互磨切、格格有声，也称"啮齿""咬牙"，该病的特点是白天不磨夜晚磨。其发病年龄多在6～13岁。

病因病机

啮齿的基本病机是颊车失灵。古人认为上下颌骨的运动枢纽在颊车穴，颊车穴属足阳明胃经，阳明经多气多血多动。如颊车失灵，上下牙床夜晚不当动而动是为啮齿。导致颊车失灵的因素主要为心肝火旺和阳明积热。部分小儿伴有蛔虫作祟，需配合药物驱虫。

辨证推治

胃肠积热 | 清热泻火。

【症状】壮实，磨牙声音响，睡卧不安，烦躁，消谷善饥，渴喜饮冷，口干，口臭，牙龈肿痛，大便秘结，舌红苔黄，脉滑数。

【处方】

常例：开天门20下，推坎宫20下，推太阳20下，按总筋15下，分阴阳20下。

推五经：先清脾经300下，后补脾经100下，清肝经200下，清心经150下，清肺经250下，补肾经100下。

配穴：推大肠150下，推后溪120下，推六腑120下，推三关40下，推揉板门200下，掐揉四横纹10遍，推揉膻中120下，揉中脘150下，揉脐200下，揉推擦肺俞至发红，捏脊20遍，按揉足三里150下，揉按涌泉100下。按拿肩井2～3下。

【随证加减】烦躁加掐运小天心、掐揉内劳宫各80下，渴喜饮冷加运土入水150下，牙龈肿痛加按揉总筋、拿捏合谷各100下，大便秘结加揉龟尾、推下七节各60下。

脾虚肝旺 ｜ 培土抑木。

【症状】形体消瘦，磨牙声音时高时低，每于紧张、激动后加重，口燥咽干，心烦，面红，食少，大便溏薄，舌淡、苔白腻。

【处方】

常例：开天门20下，推坎宫20下，推太阳20下，按总筋15下，分阴阳20下。

推五经：先清脾经100下，再补脾经300下，清肝经250下，清心经100下，补肺经150下，补肾经200下。

配穴：推大肠150下，推后溪120下，掐揉四横纹10遍，掐揉一窝风60下，推揉膻中120下，揉中脘200下，揉肚脐200下，揉推擦肺俞至发红，揉按足三里150下，揉按涌泉60下。按拿肩井2～3下。

【随证加减】食少加运水入土150下、捏脊20遍，大便溏薄加捏脊20遍、揉龟尾60下。

08

厌食

厌食是指小儿长期食欲不振，进食不多，甚至拒食的一种病症，多见于1～6岁小儿。临证时应注意与疳证相鉴别。

病因病机

本病主要病机为喂养不当而致脾胃不和，受纳运化失健。本病分虚寒与实热两型。虚寒型多由于体质素弱，复加饮食不节，喂养不当，以致阴寒内生，寒湿困脾而厌食。实热型亦可由于喂养不当，或暴饮暴食，或偏食煎、炸、香腻之品，以致湿热内蕴困脾而厌食。

辨证推治

虚寒型 | 以温中散寒、补强脾胃为主。

【症状】形体偏瘦，精神较差，面色萎黄不华，厌食或拒食，若稍进食，大便常夹有不消化残渣，或大便不成形，舌质淡，苔薄白，或舌光无苔，脉细弱，指纹淡红。

【处方】

常例：开天门20下，推坎宫20下，推太阳20下，按总筋15下，分阴阳20下。

推五经：补脾经400下，清肝经300下，清心经100下，补肺经200下，补肾经250下。

配穴：推大肠120下，揉外劳宫200下，掐揉四横纹10遍，掐揉一窝风90下，揉中脘200下，揉脐250下，揉丹田300下，揉推擦肺俞至发红，揉龟尾80下，按揉足三里150下。按拿肩井2～3下。

【随证加减】厌食或拒食加运水入土150下、捏脊20遍，大便不成形加板门推向横纹、揉按板门、运土入水各150下。

实热型 ┃ 以清热养阴、健脾益气为主。

【症状】形体偏瘦，精神尚好，面色少华，口干多饮，厌食或拒食，皮肤干燥，缺乏润泽，或伴有低热，手掌心热，容易汗出，大便多干结，嘴唇干红，舌质红，苔薄黄或无苔少津，指纹深红，脉细数。

【处方】

常例：开天门20下，推坎宫20下，推太阳20下，按总筋15下，分阴阳20下。

推五经：先清脾经400下，再补脾经100下，清肝经300下，清心经200下，补肺经150下，补肾经350下。

配穴：推大肠200下，推后溪150下，推六腑120下，推三关40下，水底捞明月（见第48页本穴操作说明），掐揉四横纹10遍，揉中脘200下，揉脐100下，揉推擦肺俞至发红，揉龟尾60下，推下七节80下，揉按足三里150下，揉按涌泉60下。按拿肩井2～3下。

【随证加减】口干多饮加运土入水150下，手掌心热加掐揉内劳宫60下。

09

积滞

积滞是指小儿乳食不节，停积中脘，食滞不化所致的一种脾胃病症，以不思乳食、食而不化、腹部胀满、大便不调等为临床特征。

病因病机

小儿积滞，由乳食不节、脾胃运化功能失调所致。实者是因乳食壅积，致脾胃受损。虚者是因脾胃虚弱，致乳食不化，脾虚夹滞。

辨证推治

乳食积滞 | 消乳消食，导滞和中。

【症状】不思乳食，嗳腐酸馊，呕吐乳片或呕吐食物，脘腹胀满或隐隐作痛，烦躁啼哭，夜卧不宁，手足心热，小便短赤，大便臭秽，舌红苔腻，脉象滑数，指纹紫滞。

【处方】

常例：开天门20下，推坎宫20下，推太阳20下，按总筋15下，分阴阳20下。

推五经：先清脾经300下，后补脾经100下，清肝经250下，清心经150下，补肺经100下，补肾经200下。

配穴：推大肠150下，揉外劳宫100下，推六腑90下，推三关30下，推揉板门200下，推膻中100下，揉中脘（消导法：先揉200下，再直推100下），揉脐200下，捏脊20遍，揉推擦肺俞至发红，揉按足三里200下，揉按涌泉80下。按拿肩井2～3下。

【随证加减】呕吐明显加往下掐揉内关100下，腹胀满或隐隐作痛加掐揉四横纹10遍，烦躁啼哭加掐运小天心、掐揉内劳宫各80下，夜卧不宁加按揉总筋、按揉百会各80下，手足心热加水底捞明月（见第48页本穴操作说明），小便短赤加运土入水250下，大便臭秽加推下七节60下。

脾虚夹滞 ｜ 健脾益气，佐以导滞。

【症状】面色苍黄，疲倦乏力，不思乳食，腹满喜按，大便溏薄，夜卧不安，唇舌淡白，苔白厚腻，脉象沉涩，指纹淡滞。

【处方】

常例：开天门20下，推坎宫20下，推太阳20下，按总筋15下，分阴阳20下。

推五经：补脾经300下，清肝经250下，清心经100下，补肺经200下，补肾经150下。

配穴：推大肠100下，揉外劳宫120下，掐揉四横纹10遍，推揉板门200下，推揉膻中120下，揉中脘300下，揉脐200下，揉推擦肺俞至发红，捏脊20遍，揉龟尾60下，按揉足三里150下。按拿肩井2～3下。

【随证加减】乏力加揉丹田200下，大便溏薄加推上七节60下。

10 疳积

疳积是以形体消瘦，气血不荣，头发稀疏，精神疲惫，腹部胀大，青筋暴露，或者腹凹如舟，饮食异常为特征的一种慢性疾患。本病多见于3岁左右的小儿，起病缓慢，病程愈长，病情愈重，不仅严重影响小儿的正常生长发育，而且容易并发其他疾患，应尽早防治。

病因病机

由于小儿为稚阳之体，消化功能欠佳，抗病能力弱，饮食不节、喂养不当、感染诸虫等，均可使脾胃受损，运化失常，形成积滞。积滞日久，一则脾胃纳化无权，导致形体失于濡养，日渐消瘦，毛发枯竭；二则可以生热，致气液耗伤而有虚热之证。若本病到晚期重度阶段，则可出现脾肾虚寒。

辨证推治

初期 | 以消积导滞为主。

【症状】形体消瘦，面色晦黄，毛发稀疏，食欲不振，口渴，常边食边饮水，腹部胀大，汗出，午后潮热，手心发热甚，烦吵，夜睡不安，常啼哭，大便时稀时干，或大便腥臭，睡时露睛，眼巩膜蓝色，嘴唇红，舌尖边红，苔黄腻，指纹淡红或深紫，脉细数。

【处方】

常例：开天门20下，推坎宫20下，推太阳20下，按总筋15下，分阴阳20下。

推五经：先清脾经300下，后补脾经100下，清肝经250下，清心经150下，补肺经100下，补肾经200下。

配穴：推大肠120下，推六腑90下，推三关30下，运水入土150下，掐揉四横纹10遍，推揉板门200下，推胸法100下，揉中脘（消导法：先揉200下，再直推100下），揉脐200下，揉推擦肺俞至发红，捏脊20遍，揉按足三里150下。按拿肩井2～3下。

【随证加减】口渴加运土入水150下，腹胀加分阴阳60下，潮热加推脊60下，手心发热甚加水底捞明月（见第48页本穴操作说明），大便时稀时干加揉龟尾60下，烦吵加掐揉内劳宫80下，啼哭加按揉总筋60下。

【专家寄语】每日推1次，连推2次后，上法揉中脘之消导法改为补中法，脾经不再用清法，只用补法，再推2～3次。

晚期 | 以温补脾肾为主。

【症状】明显消瘦，倦怠，腹大青筋暴露，或腹凹如舟，大便稀，可见不消化之物，下肢浮肿，四肢厥冷，唇淡白，舌质淡，光滑无苔，津液干涸，指纹淡红，脉沉迟无力。

【处方】

常例：开天门20下，推坎宫20下，推太阳20下，按总筋15下，分阴阳20下。

推五经：补脾经400下，清肝经250下，先补心经300下，后清心经150下，补肺经200下，补肾经350下。

配穴：推大肠120下，揉外劳宫150下，运水入土150下，掐揉四横纹10遍，推揉板门200下，推胸法100下，揉中脘300下（消导法：先揉300下，再直推150下），揉脐300下，揉丹田300下，揉推擦肺俞至发红，捏脊20遍，揉龟尾60下，揉按足三里200下。按拿肩井2～3下。

【随证加减】下肢浮肿加掐揉阳池80下，四肢厥冷加推三关120下。

【专家寄语】每日推1次，连推2次后，上述揉中脘之消导法改为补中法，再推3～5次。

11
肠梗阻

肠梗阻是指肠内容物的蠕动发生障碍，不能顺利运行而梗塞，以痛、呕、胀、闭为临床特征。肠梗阻可以造成全身性功能紊乱和肠管本身病变，严重时危及生命，故应及时治疗。

病因病机

肠梗阻是由于外因引起肠腔狭小，产生肠管机械性梗阻，以致肠内容物不能通过。常见因素有先天性肠道异常、炎症、肿瘤压迫、肠管外粘连、异物堵塞、绞窄性疝、肠套叠、肠扭转、肠蛔虫等，肠壁肌运动紊乱或肠壁肌失去蠕动能力也可导致肠梗阻。

辨证推治

蛔虫性肠梗阻 | 通滞开闭，理肠驱虫。

【症状】突然阵发性腹痛，呕吐，便秘，可扪及可移动的条状肿块，表面不平、粗绳团样，可随肠管收缩而改变形状与部位，无腹肌紧张，便血，钡剂灌肠往往可看到成团的虫体阴影。

【处方】

常例：开天门20下，推坎宫20下，推太阳20下，按总筋15下，分阴阳20下。

推五经：清脾经300下，清肝经250下，清心经150下，补肺经100下，补肾经200下。

配穴：推大肠200下，揉外劳宫150下，揉一窝风120下，推揉板门250下，运水入土200下，推揉膻中100下，揉中脘（消导法：先揉200下，再直推100下），揉脐摩腹300下，捏脊20遍，揉推擦肺俞至发红，揉龟尾、推下七节各80下，按揉脾俞、胃俞、大肠俞、足三里各100下，揉按涌泉80下。按拿肩井2～3下。

【随证加减】肿块明显加分阴阳60下、掐揉四横纹10遍。

肠套迭 | 调理肠腑，通滞启闭。

【症状】突然大哭，阵发性腹痛，面色苍白，呕吐，腹胀，下肢蜷曲，出汗，腹部有腊肠形包块。反复发作后精神渐差，嗜睡，面色青白，晚期可出现精神萎靡、腹胀、发热，甚至休克。

【处方】

常例：开天门20下，推坎宫20下，推太阳20下，按总筋15下，分阴阳20下。

推五经：清脾经400下，清肝经350下，清心经200下，补肺经150下，补肾经250下。

配穴：推大肠200下，揉外劳宫100下，掐揉四横纹10遍，推六腑90下，推三关30下，揉一窝风150下，推揉板门200下，运水入土150下，推揉膻中100下，揉中脘（消导法：先揉200下，再直推100下），揉脐摩腹300下，捏脊20遍，揉推擦肺俞至发红，按揉脾俞、大肠俞、八髎、足三里各100下。按拿肩井2～3下。

【随证加减】呕吐加揉按涌泉100下，腹胀加分腹阴阳80下。

堵塞性肠梗阻 ｜ 润肠通腑。

【症状】腹胀，腹痛，嗳气泛酸，大便秘结不通，左下腹部可触及块状物，多见于腹部手术后肠粘连的患儿。

【处方】

常例：开天门20下，推坎宫20下，推太阳20下，按总筋15下，分阴阳20下。

推五经：清脾经400下，清肝经350下，清心经200下，补肺经150下，补肾经250下。

配穴：推大肠200下，揉外劳宫100下，掐揉四横纹10遍，揉一窝风80下，推揉板门150下，运水入土150下，推六腑90下，推三关30下，拿肚角、分腹阴阳各60下，揉中脘（消导法：先揉200下，再直推100下），揉脐摩腹200下，捏脊20遍，揉推擦肺俞至发红，按揉大肠俞、八髎、足三里各100下，揉龟尾、推下七节、推承山各80下。按拿肩井2～3下。

【随证加减】呕吐加揉按涌泉80下。

12

鹅口疮

鹅口疮是小儿较常见的一种口腔疾病，主要表现为小儿口腔黏膜、舌体上满布白屑。本病以婴儿多见，尤以早产儿、久病久泻及体质羸弱的乳儿常见。

病因病机

本病是由小儿先天胎热内留，或口腔不洁感染秽毒之邪，致使心脾积热，循经上炎，胃浊上犯，熏灼口舌而发病；或因患儿先天禀赋不足，或后天乳食调护失宜，或久病久泻之后肾阴亏损，以致阴虚阳亢，水不制火，虚火上浮，白屑积于口舌而发病。

辨证推治

心脾积热 │ 清解心脾积热。

【症状】口腔、舌面满布白屑，面赤唇红，烦躁不宁，叫扰啼哭，口干或渴，大便秘结，小便短黄，舌质红，脉滑数，指纹紫红。

【处方】

常例：开天门20下，推坎宫20下，推太阳20下，按总筋15下，分阴阳20下。

推五经：清脾经250下，清肝经200下，清心经300下，清肺经150下，补肾经100下。

配穴：推大肠200下，推后溪150下，揉合谷、曲池、内关、内劳宫各100下，推六腑90下，推三关30下，水底捞明月（见第48页本穴操作说明），揉膻中100下，揉中脘120下，揉推擦肺俞至发红，揉龟尾60下，揉按足三里150下，揉按涌泉80下。按拿肩井2～3下。

【随证加减】大便秘结加推下七节60下、摩腹200下，食欲减少、腹胀者加掐揉四横纹10遍、捏脊20遍。

虚火上炎 | 滋补脾肾，引火归元。

【症状】口腔、舌面白屑稀疏，周围红晕不著，或口舌糜烂，形体怯弱，面白颧红，神气困乏，口干不渴，大便溏，舌嫩红，脉细，指纹淡红。

【处方】

常例：开天门20下，推坎宫20下，推太阳20下，按总筋15下，分阴阳20下。

推五经：补脾经150下，清肝经200下，先补心经300下，再清心经150下，补肺经250下，补肾经350下。

配穴：推大肠120下，推后溪150下，揉合谷、曲池、内关、内劳宫各80下，水底捞明月（见第48页本穴操作说明），揉膻中100下，揉中脘150下，揉肚脐200下，揉推擦肺俞至发红，揉龟尾60下，揉按足三里120下，揉按涌泉80下。按拿肩井2～3下。

【随证加减】神气困乏加揉丹田200下，口干不渴加运土入水150下，大便溏加推上七节60下、摩腹150下。

13

口舌溃烂

口舌溃烂可见于多种口腔疾病，多由脾胃湿热、热毒上攻，或心经积热所致。中医学所称的"鹅口疮"，现代医学所称的"复发性口疮"等，辨证属心脾（胃）积热的，均可参照本法推治。

病因病机

心脉布于舌上，脾脉布于舌下。口舌生疮溃烂，多因饮食失节，致心脾积热，循经上蒸口腔而发病；若见于婴儿，多因胎中伏热、蕴积心脾、上蒸于口而致口舌之间生疮肿痛溃烂。

辨证推治

口舌溃烂 | 健脾祛湿，清热解毒。

【症状】唇、颊、上腭黏膜及舌面等处可见黄豆或豌豆大小的黄白色溃烂点，甚者融合成小片，灼热疼痛；或见舌、颊、软腭出现白色斑点，口底稍红肿，甚则扩大成片，表面如糜粥样，不易拭除，强行拭去则出血，随后又生，影响小儿吮乳及进食，口腔干燥，有甜味或口臭。以上二者均可兼见发热、溲赤、便结、苔黄腻、脉数、指纹深紫（红）等。

【处方】

常例：开天门20下，推坎宫20下，推太阳20下，按总筋15下，分阴阳20下。

推五经：清脾经250下，清肝经200下，清心经300下，清肺经150下，补肾经100下。

配穴：推大肠200下，推后溪150下，推板门150下，揉合谷、曲池、外关、大椎各100下，推六腑90下，推三关30下，水底捞明月（见第48页本穴操作说明），大推天河水（见第48页本穴操作说明），揉膻中100下，揉中脘120下，揉推擦肺俞至发红，揉龟尾60下，揉按足三里150下，揉按涌泉80下。按拿肩井2～3下。

【随证加减】便秘加推下七节60下、摩腹150下，食欲减少、腹胀者加掐揉四横纹10遍、捏脊20遍。

14

小儿湿疹

小儿湿疹是小儿皮肤反复出现细小的红色丘疹，或有液体渗出，或皮肤结痂脱屑，并伴有瘙痒的一种皮肤病。湿疹经常出现在小儿的面颊部、四肢皮肤褶皱处。

病因病机

小儿湿疹发生的原因以脾虚湿盛、湿热浸渍最为常见。小儿脾常不足，后天调护不当，使脾虚不运，湿浊内生，导致小儿肌肤发为湿疹。小儿素体湿盛，湿热内蕴，外发皮肤，也可引发湿疹。

辨证推治

脾虚湿盛 | 健脾利湿，祛风止痒。

【症状】皮肤湿疹，皮疹色黯，面色不华，厌食，大便稀软，舌淡，苔白腻，脉濡，指纹淡。

【处方】

常例：开天门20下，推坎宫20下，推太阳20下，按总筋15下，分阴阳20下。

推五经：补脾经400下，清肝经200下，补心经300下，清心经150下，补肺经250下，补肾经150下。

配穴：推大肠200下，按揉合谷、曲池、风池各120下，掐揉一窝风90下，掐揉四横纹10遍，揉中脘250下，揉脐300下，揉丹田200下，揉推擦肺俞至发红，揉足三里150次。按拿肩井2～3下。

【随证加减】厌食加运水入土250下，溏泻加揉龟尾100下、推上七节80下。

湿热浸渍 | 健脾利湿，清热止痒。

【症状】皮肤湿疹颜色鲜红，瘙痒，伴有液体渗出，大便秘结，烦躁不安，舌质红，舌苔黄腻，脉滑，指纹紫。

【处方】

常例：开天门20下，推坎宫20下，推太阳20下，按总筋15下，分阴阳20下。

推五经：清脾经400下，清肝经300下，清心经250下，清肺经350下，补肾经200下。

配穴：推大肠200下，清后溪150下，推六腑150下，按揉合谷、外关、曲池各150下，掐揉一窝风150下，掐揉四横纹10遍，揉中脘250下，揉脐300下，揉推擦肺俞至发红，揉龟尾60下，按揉足三里150下，按揉血海、阳陵泉各90次。按拿肩井2～3下。

【随证加减】大便秘结加推下七节80下，烦躁不安加按揉涌泉100下。

15

蛔虫病

蛔虫病是一种小儿常见的肠寄生虫病，主要表现为食欲不振、面色萎黄、脐周疼痛、时作时止、大便下虫，或粪检有蛔虫卵。蛔虫的并发症较多，非常复杂，甚至危及生命。

病因病机

蛔虫病常因吞入带有蛔虫卵的食物而引起，小儿脾胃功能失调，气机不和，上焦有热，中焦虚寒，蛔虫易在腹中窜动。当蛔虫钻入胆道时，可形成胆道蛔虫证，称为"蛔厥"。

辨证推治

蛔虫病 | 杀虫驱蛔，调理脾胃。

【症状】轻者可无症状，或绕脐时有轻微腹痛，饮食不振，大便不调。重者面色萎黄，形体消瘦，腹部疼痛，时作时止，有时稍剧，时吐清涎，或恶心呕吐，或吐蛔虫，精神萎靡，睡眠不安，寐中磨牙，甚则爱挖鼻孔，咬衣角，嗜食泥土、茶叶、火炭等。有的患儿面部出现淡色白斑，巩膜出现蓝色斑点，下唇出现颗粒样小白点，虫积日久，反复感染，可见腹胀、青筋暴露，四肢羸弱，形成"蛔疳"。舌苔薄腻或花剥，舌尖红赤，舌体常见红色刺点，大便下虫，或粪便镜检有蛔虫卵。

【处方】

常例：开天门20下，推坎宫20下，推太阳20下，按总筋15下，分阴阳20下。

推五经：补脾经300下，清肝经250下，清心经200下，清肺经100下，补肾经150下。

配穴：推大肠120下，揉外劳宫150下，推板门200下，拿捏合谷120下，运土入水250下，按揉一窝风90下，推揉膻中120下，揉中脘200下，摩腹揉脐300下，揉丹田200下，揉推擦肺俞至发红，捏脊20遍，揉龟尾100下，揉按足三里150下，揉按涌泉60下。按拿肩井2～3下。

【随证加减】腹痛加掐揉四横纹10遍，饮食不振加运水入土250下，便秘加推下七节90下，大便溏泻加推上七节90下，呕吐明显加按揉内关120下，睡眠不安加按揉百会90下，磨牙加掐揉内劳宫90下，腹胀加分阴阳90下、掐揉四横纹10遍。

蛔厥证 | 安蛔定痛，继则驱蛔。

【症状】具有蛔虫病的一般症状，并伴有突然腹部绞痛，弯腰曲背，辗转不安，肢冷汗出，恶心呕吐，常吐蛔虫。腹部绞痛时作时止，疼痛主要在胃脘部及右胁下，痛止后可如常人。重者腹痛持续，时轻时剧，剧时哭闹不安，大汗淋漓，有时伴有发热，甚则出现黄疸，舌苔黄腻，脉象弦数或滑数。

【处方】

常例：开天门20下，推坎宫20下，推太阳20下，按总筋15下，分阴阳20下。

推五经：清脾经400下，清肝经350下，清心经200下，清肺经300下，补肾经150下。

配穴：推大肠200下，推后溪150下，推板门200下，拿捏合谷、曲池各120下，运土入水250下，按揉一窝风100下，推揉膻中120下，揉中脘300下，摩腹揉脐300下，揉丹田200下，揉推擦肺俞至发红，捏脊20遍，揉龟尾100下，揉按足三里150下，揉按涌泉100下。按拿肩井2～3下。

【随证加减】腹痛加掐揉四横纹10遍，饮食不振加运水入土250下，便秘加推下七节90下，大便溏泻加推上七节90下，呕吐明显加按揉内关120下，睡眠不安加按揉百会90下，磨牙加掐揉内劳宫90下，腹胀加分阴阳90下、掐揉四横纹10遍。

16

小儿肥胖症

小儿肥胖症是一种小儿体内脂肪异常堆积、体重超过正常标准的慢性营养过剩性疾病，对健康危害较大。

病因病机

引起肥胖的原因很多，但肥胖的实质是脂肪增多并异常堆积，属于脂浊。中医认为，肥胖的病因：脾胃气虚、脾胃气盛、肾阳不足、肾气亏虚，引起痰湿、水饮聚集而肥胖；宗筋弛纵不收，皮肤松弛，肌肉松散，四肢怠惰而肥胖；带脉不约，腰腹弛缓，水湿内停，脂膏内附而肥胖。

辨证推治

肥胖症的治疗应全身调理和局部消脂相结合。处方一：全身调理，以小儿推拿为主；处方二：局部消脂，以局部消脂术为主。

脾虚痰湿 | 健脾化湿。

【症状】形肥，面浮肢肿，皮肤松弛，头重如裹，疲乏无力，尿少纳差，脘腹胀满，苔腻，脉濡，指纹滞。

【处方一】

常例：开天门20下，推坎宫20下，推太阳20下，按总筋15下，分阴阳20下。

推五经：补脾经400下，清肝经200下，补心经300下，清心经150下，补肺经150下，补肾经250下。

配穴：推大肠200下，推后溪150下，揉外劳宫120下，运水入土250下，掐揉四横纹10遍，推膻中120下，揉中脘300下，揉脐300下，揉丹田200下，揉推擦肺俞至发红，捏脊20遍，揉龟尾80下，揉按足三里150下。按拿肩井2～3下。

【处方二】

重点进行脘腹部操作（见第176页处方二详解）。

脾胃湿热俱盛 | 清泻脾胃湿热。

【症状】上半身肥胖，头昏，身热多汗，消谷善饥，口臭口苦，烦躁，口渴喜饮，舌红，苔黄腻，脉滑数，指纹绛。

【处方一】

常例：开天门20下，推坎宫20下，推太阳20下，按总筋15下，分阴阳20下。

推五经：清脾经400下，清肝经300下，清心经200下，清肺经350下，补肾经150下。

配穴：推大肠300下，推后溪150下，推六腑150下，推三关50下，水底捞明月（见第48页本穴操作说明），推天河水（见第48页本穴操作说明），运水入土250下，掐揉内劳宫150下，掐揉四横纹10遍，推膻中120下，揉中脘300下，揉脐300下，揉推擦肺俞至发红（或针刺肺俞放血），揉龟尾150下，推下七节80下，揉按足三里200次，揉按涌泉80下。按拿肩井2～3下。

【处方二】

重点进行脘腹部操作，按压气冲，拿捏四肢（见第176页处方二详解）。

脾肾阳虚 ｜ 温补脾肾。

【症状】下半身肥胖、肿胀，小腹坠胀，阴囊潮湿冷缩，舌淡胖嫩，苔薄，脉沉细无力，指纹色淡。

【处方一】

常例：开天门20下，推坎宫20下，推太阳20下，按总筋15下，分阴阳20下。

推五经：补脾经400下，清肝经200下，先补心经300下，后清心经150下，补肺经250下，补肾经350下。

配穴：推大肠120下，揉外劳宫150下，运水入土250下，掐揉四横纹10遍，推三关120下，推膻中120下，揉中脘（消导法：先揉300下，再直推150下），揉脐200下，揉丹田300下，揉推擦肺俞至发红，捏脊20遍，揉龟尾150下，揉按足三里200下。按拿肩井2～3下。

【处方二】

重点进行脘腹部、腰背部操作（见第176页处方二详解）。

阴虚内热 ｜ 补益肝肾，滋阴除烦。

【症状】超重，头晕，头痛，筋惕肉瞤，五心烦热，烦渴喜冷饮，舌红少苔，脉细数，指纹绛。

【处方一】

常例：开天门20下，推坎宫20下，推太阳20下，按总筋15下，分阴阳20下。

推五经：补脾经300下，清肝经250下，先补心经200下，再清心经100下，补肺经350下，补肾经400下。

配穴：推大肠120下，清后溪200下，推揉内劳宫150下，运水入土250下，掐揉四横纹10遍，推六腑150下，推揉膻中120下，揉中脘250下，揉脐300下，揉推擦肺俞至发红，捏脊20遍，揉龟尾150下，揉按足三里150下，按揉涌泉80下。按拿肩井2～3下。

【处方二】

重点进行腰背部操作（见第176页处方二详解）。

附：处方二详解

局部消脂术

头项部操作：揉按太阳、拿风池、拿肩井。

脘腹部操作：摩揉点按拨振腹部及其穴位（中脘、关元、天枢和滑肉门）、抓拿带脉、按压气冲各10余次。

腰背部操作：推捋、揉、点按、擦、拨、揉、推、叩、擦。

上、下肢操作：揉、拿、按、搓、抖，再屈伸、旋转、拔伸和施摇法。

【专家寄语】针对肥胖病因和病机进行全身调理，通过调节阴阳、气血和脏腑功能，使机体"阴平阳秘"，有利于消除或减轻患儿异常饥饿感和疲劳感，提高患儿节食和自主运动能力，增强其减肥的信心，适用于任何肥胖患儿。局部消脂即直接消除某部位异常堆积的脂肪。推拿具有局部被动运动、局部产热和促进局部和全身代谢的作用，对消脂减肥有良效。

17

肌性斜颈

小儿肌性斜颈是指一侧胸锁乳突肌纤维化、挛缩而引起的颈部偏斜，是小儿常见的一种畸形。以患儿头歪向患侧，颈前倾，颜面旋向健侧，颈部向患侧活动受限为临床特征。本病早期发现，及时推拿治疗，疗效明显。

病因病机

供血不足、胸锁乳突肌先天性畸形、难产时一侧胸锁乳突肌受伤等导致胸锁乳突肌纤维化、挛缩，引起颈部偏斜。

辨证推治

肌性斜颈 | 舒筋活血，软坚消肿。

【症状】一侧颈部胸锁乳突肌可触及肿块，质坚硬，底部可移动，患儿头偏向患侧，下颌转向健侧，当将患儿颈部向健侧转动时，包块突出明显，下颌向患侧活动受限。

【处方一】

常例：开天门20下，推坎宫20下，推太阳20下，按总筋15下，分阴阳20下。

推五经：补脾经400下，清肝经350下，先补心经200下，再清心经100下，补肺经250下，补肾经300下。

配穴：按揉耳后高骨、推天柱、按揉总筋、掐揉两扇门、掐小天心、拿捏合谷各100下，揉中脘250下（补中法：逆时针方向揉之），揉脐200下，按揉肩井、肝俞、脾俞各100下，捏脊20遍，按揉足三里、阳陵泉各150下。按拿肩井2～3下。

【处方二】

医生轻柔拿捻、揉捏患儿胸锁乳突肌，活动患儿颈项，轻揉患儿颈、肩、背部，共10～15分钟。

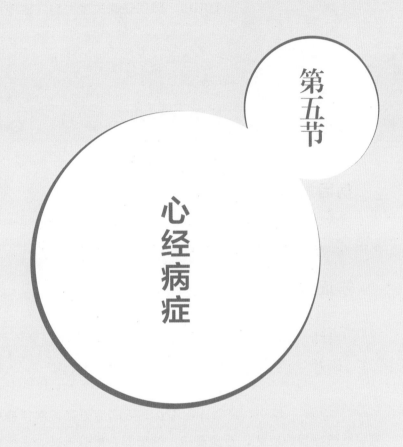

第五节

心经病症

01

汗证

汗证包括盗汗与自汗，是由阴阳失调、营卫不和、腠理开阖失度引起汗液外泄的病症。

病因病机

自汗：多为心、肺气虚所致。盗汗：多为阴血亏虚所致。自汗与盗汗的病因病机虽有所不同，但其治疗原则均以固肾补气为主。

辨证推治

自汗
盗汗 | 自汗者通过固肾补气以密肌表而止汗；盗汗者则通过滋补肾水而降火来达到治疗目的。

【症状】自汗：经常汗出不止，活动后更甚，常伴神疲乏力、气短畏寒等阳气虚损的症状，舌淡苔白，脉细弱，指纹浅红。盗汗：入睡则汗出，醒后则汗止，常伴五心烦热、颧红、口咽干燥等症。舌红少苔或乏津，脉细数，指纹紫红。

【处方】

常例：开天门20下，推坎宫20下，推太阳20下，按总筋15下，分阴阳20下。

推五经：补脾经200下，清肝经150下，先补心经300下，再清心经150下，补肺经250下，补肾经350下。

配穴：揉膻中100下，揉中脘200下，揉丹田300下，揉推擦肺俞至发红，揉按足三里150下，揉按涌泉80下。按拿肩井2～3下。

【随证加减】气虚加揉肺俞、脾俞各120下，阳虚加揉按外劳宫150下、揉脐250下，心血亏损加揉心俞、阴郄各120下，虚火内炽加揉膏肓、太溪各150下，阳热亢盛加掐揉内劳宫、推六腑各150下。

02
夜啼

夜啼是指小儿晚上烦躁啼哭不止，甚则通宵达旦，或每夜定时啼哭。

病因病机

凡能扰动心神的各种因素均可致小儿躁动不安而发生夜啼。由于夜啼有不同的致病因素，临证可分为心脾伏热型、脾寒心热型和恫吓惊恐型三种，尤以心脾伏热型多见。

心脾伏热型与脾寒心热型，此两型主要表现均为入夜烦躁啼哭，甚则通宵达旦，两者的一般表现往往不明显，全凭推治后的效果来分辨证型。当明确此两型主要症状后，先以心脾伏热之推法推治，若有效，则为此型。若不效，则按脾寒心热型之推法治之。

辨证推治

心脾伏热型 | 以清心脾伏热为主。

【症状】入夜烦躁啼哭，甚则通宵达旦，一般表现往往不明显，可见多动、舌红、手足热、大小便臭。

【处方】

常例：开天门20下，推坎宫20下，推太阳20下，按总筋15下，分阴阳20下。

推五经：清脾经250下，清肝经150下，清心经300下，清肺经200下，补肾经100下。

配穴：按揉总筋80下，推大肠120下，推后溪150下，掐揉内劳宫100下，揉外劳宫100下，推三关30下，推六腑90下，推膻中100下，揉中脘150下，揉推擦肺俞至发红，揉按涌泉80下。按拿肩井2～3下。

【随证加减】烦躁明显加掐运小天心100下、掐揉四横纹10遍，啼哭明显加水底捞明月（见第48页本穴操作说明）、推天河水（见第48页本穴操作说明）。

【专家寄语】按上法每日推1次，大多数推1～2次即愈。如经上法推治2次无效者，则属于脾寒心热型，可按下法推治。

脾寒心热型 ｜ 以温中健脾、清心除烦为主。

【症状】入夜烦躁啼哭，甚则通宵达旦，一般表现往往不明显，可见多动、舌红、手足凉。

【处方】

常例：开天门20下，推坎宫20下，推太阳20下，按总筋15下，分阴阳20下。

推五经：补脾经200下，清肝经150下，清心经250下，补肺经100下，补肾经120下。

配穴：推大肠80下，掐揉内劳宫80下，揉外劳宫100下，推三关20下，推六腑60下，水底捞明月（见第48页本穴操作说明），按揉总筋100下，推膻中80下，揉中脘150下，揉推擦肺俞至发红，揉按涌泉100下。按拿肩井2～3下。

【随证加减】烦躁明显加掐运小天心80下、掐揉四横纹10遍，通宵啼哭加推天河水（见第48页本穴操作说明）、掐揉两扇门80下。

恫吓惊恐型 | 以疏肝清心、镇惊安神为主。

【症状】表现为受惊后，每晚于睡中惊啼，或睡中怏怏不安，突然哭闹，再难入睡。

【处方】

常例：开天门20下，推坎宫20下，推太阳20下，按总筋15下，分阴阳20下。

推五经：补脾经150下，清肝经250下，清心经200下，补肺经80下，补肾经120下。

配穴：推大肠80下，掐揉内劳宫80下，揉外劳宫50下，推三关20下，推六腑60下，按揉总筋100下，推膻中80下，揉中脘150下，揉推擦肺俞至发红，揉按涌泉90下。按拿肩井2～3下。

【随证加减】烦躁明显加掐运小天心90下、掐揉四横纹10遍，啼哭明显加水底捞明月（见第48页本穴操作说明）、推天河水（见第48页本穴操作说明），惊厥加掐老龙、掐揉两扇门各80下。

03 紫癜

紫癜亦称紫斑，主要表现为血液溢于皮肤、黏膜之下，出现瘀点、瘀斑，压之不退色，临床上常伴鼻衄、齿衄，甚则呕血、便血、尿血。

病因病机

紫癜为血分病，又分血热、气虚两类。血热：外邪入侵，热伏血分，灼伤络脉，迫血妄行，而成紫癜。甚则热毒内侵，上损清窍，灼伤经脉，而为衄血；内伤肠胃之络，则见呕血、便血；内伤肾阴，热迫膀胱，则见血尿。气虚：心脾气虚，气不统血，血溢脉外，而发紫癜。

辨证推治

血热妄行 | *清热解毒，凉血止血。*

【症状】起病较急，皮肤出现大小不等的瘀点或瘀斑，斑色鲜红，或伴鼻衄、齿衄、呕血、便血、尿血，血色鲜红或紫红，同时并见心烦、口渴、便秘，或伴腹痛，或有发热，舌质多红，脉细数有力。

【处方】

常例：开天门20下，推坎宫20下，推太阳20下，按总筋15下，分阴阳20下。

推五经：清脾经300下，清肝经350下，清心经400下，清肺经150下，补肾经100下。

配穴：清大肠120下，清后溪150下，按揉总筋60下，掐运小天心80下，掐揉内劳宫150下，推六腑150下，推三关50下，水底捞明月（见第48页本穴操作说明），推天河水（见第48页本穴操作说明），推揉膻中100下，揉中脘150下，揉推擦肺俞至发红，按揉足三里100下，揉按涌泉60下。按拿肩井2～3下。

【随证加减】瘀点或瘀斑重加掐揉大椎80下，鼻衄加揉孔最80下，齿衄加揉合谷80下，呕血加揉梁丘80下，便血加揉合谷80下，尿血加运土入水150下，心烦加揉内关80下，口渴加运土入水150下，便秘加掐揉阳池80下，腹痛加掐揉四横纹10遍，发热加揉曲池100下。

气不摄血 | 益气摄血。

【症状】久病不愈，或紫癜反复出现，瘀点、瘀斑色淡紫，且常鼻衄、齿衄，面色苍黄，神疲乏力，食欲不振，头晕心慌，口唇色淡，舌质淡胖，脉象沉细无力。

【处方】

常例：开天门20下，推坎宫20下，推太阳20下，按总筋15下，分阴阳20下。

推五经：补脾经450下，清肝经250下，先补心经400下，再清心经200下，补肺经300下，补肾经200下。

配穴：推揉板门200下，掐揉四横纹10遍，运水入土200下，推膻中100下，揉中脘150下（补中法：逆时针方向揉之），揉脐150下，揉丹田200下，揉龟尾150下，捏脊20遍，揉推擦肺俞至发红，按揉足三里150下，揉按涌泉60下。按拿肩井2～3下。

【随证加减】瘀点或瘀斑重加掐揉大椎80下，鼻衄加揉孔最80下，齿衄加揉合谷80下，呕血加揉梁丘80下，便血加揉合谷80下，尿血加运土入水150下，心烦加揉内关80下，口渴加运土入水150下，便秘加掐揉阳池80下，腹痛加掐揉四横纹10遍，发热加揉曲池100下。

04

贫血

缺铁性贫血是小儿常见疾病，是由于体内铁缺乏致血红蛋白合成减少而引起的贫血。本病多发生于6个月至3岁的婴幼儿，影响儿童的生长发育。

病因病机

本病为虚证，先天禀赋不足、后天喂养不当是发病的主要原因。另外，多种急慢性疾病病后失于调护亦可导致本病。脾为后天之本、气血生化之源，脾虚不能化气生血是本病的主要病机。

辨证推治

脾胃虚弱 | 健脾和胃，益气养血。

【症状】发病缓慢，面色萎黄或苍白，口唇黏膜、爪甲苍白，不思饮食，体倦乏力，大便溏泄，舌质淡，苔薄腻，脉细无力。

【处方】

常例：开天门20下，推坎宫20下，推太阳20下，按总筋15下，分阴阳20下。

推五经：补脾经400下，清肝经250下，先补心经300下，后清心经150下，补肺经200下，补肾经350下。

配穴：推大肠80下，揉外劳宫100下，运水入土200下，推膻中100下，逆时针方向揉中脘300下，揉脐200下，揉丹田200下，揉推擦肺俞至发红，捏脊20遍，揉脾俞、胃俞各150下，揉按足三里200下，揉按涌泉80下。按拿肩井2～3下。

【随证加减】大便溏泄加揉龟尾120下、推上七节80下。

心脾两虚 │ 补脾养心，益气生血。

【症状】面色萎黄或苍白，发枯易脱，倦怠无力，食少纳呆，心悸气短，头昏目眩，唇黏膜苍白，爪甲色淡，舌质虚胖，苔薄白，脉细弱。

【处方】

常例：开天门20下，推坎宫20下，推太阳20下，按总筋15下，分阴阳20下。

推五经：补脾经450下，清肝经200下，先补心经400下，再清心经200下，补肺经300下，补肾经250下。

配穴：推大肠80下，揉外劳宫100下，运水入土200下，推膻中100下，逆时针方向揉中脘300下，揉脐200下，揉丹田200下，揉推擦肺俞至发红，捏脊20遍，揉脾俞、心俞各120下，揉按足三里150下，揉按涌泉60下。按拿肩井2～3下。

【随证加减】食少纳呆加推揉板门200下、掐揉四横纹10遍，心悸气短加揉内关80下、掐揉内劳宫80下，头昏目眩加按揉风池、按揉百会各80下。

肝肾阴虚 │ 滋养肝肾，补阴养血。

【症状】面白，两颧嫩红，目涩耳鸣，腰腿酸软，头晕目眩，潮热盗汗，口干舌燥，指甲枯脆，肌肤不泽，舌红少苔，脉细数。

【处方】

常例：开天门20下，推坎宫20下，推太阳20下，按总筋15下，分阴阳20下。

推五经：补脾经300下，清肝经200下，清心经100下，补肺经350下，补肾经400下。

配穴：推大肠100下，推后溪120下，运水入土200下，推膻中100下，逆时针方向揉中脘300下，揉脐200下，揉丹田200下，揉推擦肺俞至发红，捏脊20遍，揉肝俞、肾俞各120下，揉按足三里150下，掐揉太溪80下，揉按涌泉100下。按拿肩井2～3下。

【随证加减】头晕目眩加按揉风池、百会各100下，潮热盗汗加推脊柱骨100下、揉膏肓150下、揉阴郄100下。

脾肾阳虚　| 温补脾肾，益气养血。

【症状】面色苍白，口唇淡白，畏寒肢冷，食少便溏，或夹不消化食物，发育迟缓，精神萎靡，少气懒言，舌质淡，舌体胖，脉沉细无力。

【处方】

常例：开天门20下，推坎宫20下，推太阳20下，按总筋15下，分阴阳20下。

推五经：补脾经400下，清肝经250下，先补心经300下，后清心经150下，补肺经200下，补肾经350下。

配穴：推大肠120下，揉外劳宫150下，掐捻四横纹10遍，运水入土200下，揉中脘200下（补中法：逆时针方向揉之），揉脐200下，揉丹田300下，揉推擦肺俞至发红，捏脊20遍，揉脾俞、肾俞各80下，揉按足三里150下，揉按涌泉80下。按拿肩井2～3下。

【随证加减】畏寒肢冷加掐揉一窝风80下，食少便溏加揉龟尾80下、推上七节80下。

病毒性心肌炎

病毒性心肌炎是以心肌炎性病变为主要表现的疾病，有的可伴有心包或心内膜炎症。本病发病年龄以3～10岁小儿多见，轻者可无明显的自觉症状，只出现心电图改变，重者可出现心律失常，少数发生心源性休克或急性心力衰竭，甚至猝死。

病因病机

小儿素体正气亏虚是发病之内因，温热邪毒侵袭是发病之外因。小儿脏腑娇嫩，卫外功能不固，温热、湿热邪毒外感，从口鼻而入，蕴郁于肺胃。继则邪毒由表入里，留而不去，内舍于心，导致心脉痹阻，心血运行不畅，或热毒之邪灼伤营阴，致心之气阴亏虚。心气不足，血行无力，血流不畅，致气滞血瘀。病久阴损及阳，或患儿素体阳气虚弱，病初即可出现心肾阳虚甚至心阳欲脱之危证。

辨证推治

邪毒犯心 | 清热解毒，扶正养心。

【症状】发热或低热延绵，或不发热，鼻塞流涕，咽红肿痛，咳嗽有痰，腹痛腹泻，肌痛肢楚，短气心悸，胸闷胸痛，舌红苔薄，脉细数或结代。

【处方】

常例：开天门20下，推坎宫20下，推太阳20下，按总筋15下，分阴阳20下。

推五经：补脾经300下，清肝经250下，清心经350下，清肺经400下，补肾经200下。

配穴：清大肠120下，清后溪150下，推板门200下，按揉合谷、曲池、风池各80下，揉内关120下，推六腑150下，推三关50下，水底捞明月（见第48页本穴操作说明），推天河水（见第48页本穴操作说明），推揉膻中100下，揉中脘150下，揉推擦肺俞至发红，揉肺俞、胃俞、心俞各80下，揉按足三里150下，揉按涌泉80下。按拿肩井2～3下。

【随证加减】鼻塞流涕加揉迎香80下，腹痛加按揉一窝风100下，腹泻加揉龟尾、推上七节各80下，心悸加掐揉内劳宫120下。

湿热侵心 | 清热化湿，解毒透邪。

【症状】寒热起伏，全身肌肉酸痛，恶心呕吐，腹痛腹泻，心慌胸闷，肢体乏力，舌红，苔黄腻，脉濡数或结代。

【处方】

常例：开天门20下，推坎宫20下，推太阳20下，按总筋15下，分阴阳20下。

推五经：清脾经250下，清肝经200下，清心经300下，清肺经150下，补肾经100下。

配穴：推大肠200下，推后溪150下，按揉合谷、曲池、风池各120下，揉内关100下，推六腑120下，推三关40下，水底捞明月（见第48页本穴操作说明），推天河水（见第48页本穴操作说明），推揉膻中100下，揉中脘200下，揉推擦肺俞至发红，揉肺俞、胃俞、心俞各100下，揉按足三里150下，揉按涌泉80下。按拿肩井2～3下。

【随证加减】恶心呕吐加摩腹揉脐200下，腹痛加按揉一窝风100下，腹泻加揉龟尾、推上七节各80下，心慌胸闷加掐运小天心、掐揉内劳宫各100下。

气阴亏虚 | 益气养阴，宁心安神。

【症状】心悸不宁，活动后尤甚，少气懒言，神疲倦怠，头晕目眩，烦热口渴，夜寐不安，舌光红少苔，脉细数或促或结代。

【处方】

常例：开天门20下，推坎宫20下，推太阳20下，按总筋15下，分阴阳20下。

推五经：补脾经250下，清肝300下，先补心经400下，再清心经200下，补肺经100下，补肾经200下。

配穴：推大肠100下，推后溪120下，掐揉内劳宫、阴郄各80下，掐运小天心80下，揉内关80下，推揉膻中100下，推中脘150下，揉推擦肺俞至发红，揉肺俞、脾俞、心俞各80下，揉按足三里150下，揉按太溪、涌泉各80下。按拿肩井2～3下。

【随证加减】烦热明显加推天河水（见第48页本穴操作说明），口渴加运土入水150下，夜寐不安加揉印堂、安眠穴各80下。

心肾阳虚 | 温补肾阳，宁心安神。

【症状】心悸怔忡，神疲乏力，畏寒肢冷，面色苍白，头晕多汗，甚则肢体浮肿，呼吸急促，舌质淡胖或淡紫，脉细无力或结代。

【处方】

常例：开天门20下，推坎宫20下，推太阳20下，按总筋15下，分阴阳20下。

推五经：补脾经200下，清肝经250下，先补心经400下，再清心经200下，补肺经300下，补肾经350下。

配穴：揉外劳宫150下，推揉板门200下，掐运小天心80下，揉内关80下，推揉膻中100下，推中脘200下，摩腹揉脐200

下，揉丹田300下，揉推擦肺俞至发红，揉肾俞、心俞各120下，揉按足三里150下，揉按涌泉80下。按拿肩井2～3下。

【随证加减】头晕多汗加运太阳80下，肢体浮肿加运土入水200下，呼吸急促加揉肺俞、揉风门各80下。

心脉瘀滞 | 行气活血，宁心安神。

【症状】心悸不宁，胸闷憋气，心前区痛如针刺，面色晦暗，唇甲青紫，舌质紫暗，或舌边尖见有瘀点，脉结代。

【处方】

常例：开天门20下，推坎宫20下，推太阳20下，按总筋15下，分阴阳20下。

推五经：清脾经250下，清肝经300下，清心经400下，清肺经200下，补肾经150下。

配穴：推大肠80下，揉外劳宫150下，推揉板门250下，掐揉内劳宫100下，掐运小天心100下，揉内关120下，掐揉四横纹10遍，推揉膻中150下，揉中脘200下，揉气海200下，摩腹揉脐200下，揉丹田300下，揉推擦肺俞至发红，揉肝俞、心俞、膈俞各100下，揉按足三里各150下，揉按涌泉各80下。按拿肩井2～3下。

【随证加减】心悸明显加揉至阳100下，胸闷憋气加揉按阳陵泉、太冲各100下。

06

高热昏迷

高热昏迷是指由高热引起的昏迷。本病是儿科常见的危急症。现代医学认为是重症急性感染、脑血管病变、脑内占位性病变、物理及缺氧性损伤等疾病造成。

病因病机

高热昏迷的病因以外感六淫之邪为主，邪气入侵人体，正邪相争是产生高热昏迷的根本原因。此外，内伤七情、饮食劳倦，或内生五邪等，致使人体正邪相争、脏腑功能紊乱、阴阳逆乱，热毒炽盛，直入心营，也可致高热昏迷。内蕴痰热，逆传心包，亦可出现高热昏迷。

辨证推治

火扰清窍 | 清心开窍。

【症状】神昏谵语，高热烦躁，甚则昏愦不语，身热夜甚，心烦不寐，舌质红绛少津，苔黄干，脉滑数或细数。

【处方】

常例：开天门20下，推坎宫20下，推太阳20下，按总筋15下，分阴阳20下。

推五经：清脾经250下，清肝经350下，清心经400下，清肺经200下，补肾经150下。

配穴：推大肠200下，清后溪150下，掐运小天心150下，掐揉四横纹10遍，按揉合谷、曲池各120下，揉内关100下，推六腑200下，推三关50下，水底捞明月（见第48页本穴操作说明），推天河水（见第48页本穴操作说明），揉膻中150下，揉中脘200下，揉推擦肺俞至发红，揉按涌泉100下。按拿肩井2～3下。

【随证加减】神昏加掐老龙、中冲各100下，昏愦不语加掐揉两扇门120下、掐揉内劳宫120下，身热夜甚按揉阴郄、掐太溪各100下。

腑实熏蒸　| 通腑泻热。

【症状】神昏谵语，躁扰不安，循衣摸床，日晡潮热，大便秘结，腹部胀满，舌质深红，苔黄燥起芒刺，脉沉实有力。

【处方】

常例：开天门20下，推坎宫20下，推太阳20下，按总筋15下，分阴阳20下。

推五经：清脾经300下，清肝经400下，清心经450下，清肺经350下，补肾经200下。

配穴：推大肠300下，清后溪180下，拿捏合谷、曲池各150下，推六腑200下，推三关50下，水底捞明月（见第48页本穴操作说明），推天河水（见第48页本穴操作说明），掐运小天心150下，掐揉四横纹10遍，揉内关120下，揉膻中150下，揉中脘250下，揉脐250下，揉推擦肺俞至发红，揉按阴陵泉200下，按揉足三里200下，揉按涌泉150下。按拿肩井2～3下。

【随证加减】神昏加掐揉内劳宫150下、掐老龙80下，谵语加拿捏合谷、掐揉两扇门各120下，大便秘结加掐揉阳池120下，腹部胀满加推揉气海200下。

痰热扰心 | 清热化痰，开窍醒神。

【症状】神昏谵语，壮热不退，咳逆喘促，痰涎壅盛，便量少或无，面色晦滞，胸闷烦躁，恶心呕吐，口中尿臭，舌质红，苔黄腻，脉滑数。

【处方】

常例：开天门20下，推坎宫20下，推太阳20下，按总筋15下，分阴阳20下。

推五经：清脾经350下，清肝经300下，清心经450下，清肺经200下，补肾经100下。

配穴：推大肠200下，清后溪150下，拿捏合谷、外关、曲池、大椎各100下，推六腑200下，推三关50下，水底捞明月（见第48页本穴操作说明），推天河水（见第48页本穴操作说明），打马过天河（见第49页本穴操作说明），掐运小天心100下，掐揉四横纹10遍，揉内关100下，揉膻中150下，揉中脘200下，揉脐200下，揉推擦肺俞至发红，揉按足三里150下，揉按丰隆120下，揉按涌泉120下。按拿肩井2～3下。

【随证加减】神昏掐老龙、中冲各100下，谵语掐揉两扇门100下，咳逆喘促按揉定喘、揉创新各200下，胸闷烦躁掐揉内劳宫150下，恶心呕吐加运土入水250下、掐揉阳池100下。

07

直视

直视，即两眼发直，目不旁视，一直向前看，瞳仁无光。多见于小儿危急症者，伴有汗出、头晕目眩、不得眠，甚至谵语、喘满、下痢，进而危及生命。

病因病机

多种内外因素致使人体正邪相争、脏腑功能紊乱、阴阳逆乱，气血大伤，邪扰心肝，精不荣目，则出现直视、目眩、不得眠，甚至谵语、喘满，进而危及生命。

辨证推治

直视 | 益气养精，开窍醒神。

【症状】眼发直，瞳仁无光，面色晦滞，伴汗出、头晕目眩、不得眠，甚至谵语、喘满、下痢，舌红少津，苔黄，脉细无力或滑数。

【处方】

常例：开天门20下，推坎宫20下，推太阳20下，按总筋15下，分阴阳20下。

推五经：补脾经250下，清肝经200下，先补心经400下，后清心经200下，清肺经150下，补肾经300下。

配穴：推大肠120下，清后溪150下，拿捏合谷120下，推六腑60下，推三关20下，水底捞明月（见第48页本穴操作说明），推天河水（见第48页本穴操作说明），掐运小天心80下，掐揉四横纹10遍，揉膻中150下，揉中脘200下，揉脐150下，揉推擦肺俞至发红，按揉足三里120下，揉按涌泉100下。按拿肩井2～3下。

【随证加减】汗出加运太阳80下，头晕目眩加按揉百会、风池各80下，不得眠加按揉安眠穴80下，谵语加掐揉两扇门、掐老龙各80下，喘满加按揉定喘、揉肺俞、揉风门各80下，下痢加揉龟尾、推上七节各80下。

蛇舌
（吐舌）

蛇舌即吐舌，指舌体伸长弛缓，出口外而不收，常伴有面红烦渴、小便赤涩等症。

病因病机

吐舌多见于热性病，由心脾热盛所致，若舌色紫赤而吐，是热毒内攻心包的重症。小儿先天不足，脾肾虚热，累及心脑，大脑发育不全也可出现吐舌，但舌色淡白，多呈虚象。

辨证推治

心脾积热 | 泻心脾之热。

【症状】伸舌于口外，舌红胀满，口舌生疮，渴而喜冷，甚则舌色紫赤而吐，咽喉肿痛，痰涎壅塞，声音嘶哑，舌出不收。

【处方】

常例：开天门20下，推坎宫20下，推太阳20下，按总筋15下，分阴阳20下。

推五经：先清脾经250下，清肝经200下，清心经300下，补肺经100下，补肾经150下。

配穴：推大肠150下，清后溪120下，掐运小天心150下，掐揉两扇门120下，掐揉四横纹10遍，推六腑120下，推三关40下，水底捞明月（见第48页本穴操作说明），大推天河水（见第48页本穴操作说明），揉膻中100下，揉中脘200下，揉脐摩腹

250下，揉推擦肺俞至发红，按揉足三里150下，揉按涌泉100下。按拿肩井2～3下。

【随证加减】口舌生疮加掐揉内劳宫150下；渴而喜冷加运土入水200下；咽喉肿痛，痰涎壅塞加推板门200下、揉丰隆100下。

脾肾虚热 | 补益脾肾。

【症状】舌不红肿，舌体伸长弛缓，出口外而不收，渴喜热饮，口角流涎，大便不实，患儿身体多浮胖不健，并兼有面色多白，两腮微红，发多稀疏或黄，唇焦，舌红赤，或见微紫而干等症。

【处方】

常例：开天门20下，推坎宫20下，推太阳20下，按总筋15下，分阴阳20下。

推五经：补脾经350下，清肝经200下，先补心经300下，再清心经150下，补肺经250下，补肾经400下。

配穴：推大肠120下，清后溪150下，推板门250下，掐运小天心100下，掐揉两扇门100下，掐揉四横纹10遍，推六腑90下，推三关30下，水底捞明月（见第48页本穴操作说明），大推天河水（见第48页本穴操作说明），揉膻中120下，揉中脘150下（补中法：逆时针方向揉之），揉脐摩腹250下，揉推擦肺俞至发红，揉龟尾150下，按揉足三里200下，揉按涌泉、太溪各120下。按拿肩井2～3下。

【随证加减】渴喜热饮加按揉合谷120下、运土入水250下，浮胖不健加捏脊20遍。

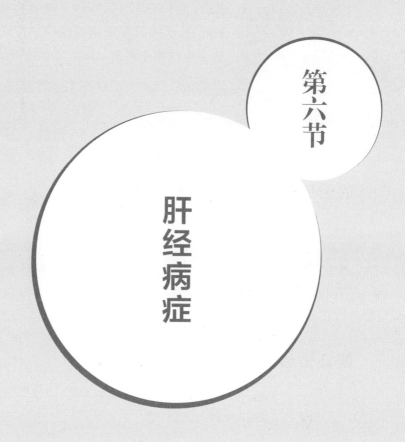

第六节

肝经病症

多动

儿童多动综合征又称注意力缺陷多动障碍，简称儿童多动症，以注意力不集中、活动过度、情绪不稳、冲动任性、自控力差为主要表现，并伴有学习障碍，其智力却正常或基本正常的一种行为障碍性疾病。多见于学龄期儿童，男孩多于女孩。

病因病机

心肝火旺、神魂失守为多动症的基本病机。湘西刘开运小儿推拿强调小儿多静养，小儿活动量过大，易耗血伤筋，累及心肝，阴虚火旺，神魂失守而妄动。饮食不节，挑食偏嗜，或过饥过饱，或过食燥热食品，或大量使用西药，伤及肝脾，累及心肾，燥热内聚，虚火相伴，心神难安，难以自控而躁动。

辨证推治

宁心安神、平肝息风为本病的基本治法。临床常常根据患儿情况，辅以滋阴、调补气血、豁痰开窍、活血化瘀等治法。

肝肾阴虚 | 滋阴平肝。

【症状】患儿多消瘦，整日难静，躁扰不宁，面颊红赤，耳鸣，口燥咽干，潮热盗汗，舌红少苔，脉细数，指纹浮红。

【处方】

常例：开天门20下，推坎宫20下，推太阳20下，按总筋15下，分阴阳20下。

推五经：补脾经300下，清肝经250下，补心经200下，清心经100下，补肺经350下，补肾经400下。

配穴：推后溪150下，推六腑120下，推三关40下，水底捞明月（见第48页本穴操作说明），掐运小天心80下，掐揉内劳宫100下，掐揉四横纹10遍，揉膻中120下，揉中脘150下，揉脐300下，揉推擦肺俞至发红，捏脊10遍，按揉足三里150下，揉按三阴交、太冲、涌泉各90下。按拿肩井2～3下。

【随证加减】躁扰不宁加推天河水（见第48页本穴操作说明）、掐揉内关80下，口燥咽干加拿捏合谷80下、运土入水200下，潮热盗汗加掐揉阴郄、太溪各100下。

脾虚肝旺 | 平肝益脾。

【症状】肢体麻木、转筋，手足躁扰，身躯扭动，坐卧不安，情绪紧张，难以入静，多疑，食少便溏，舌淡，苔薄白，脉弦细，指纹浮。

【处方】

常例：开天门20下，推坎宫20下，推太阳20下，按总筋15下，分阴阳20下。

推五经：补脾经300下，清肝经400下，清心经250下，补肺经200下，补肾经150下。

配穴：推大肠120下，推后溪150下，掐运小天心80下，掐揉内劳宫、内关各120下，掐揉四横纹10遍，揉膻中120下，揉中脘250下，揉脐300下，揉推擦肺俞至发红，捏脊10遍，按揉足三里150下，揉按三阴交、太冲、涌泉各90下。按拿肩井2～3下。

【随证加减】难以入静加推天河水（见第48页本穴操作说明），食少便溏加推揉板门250下。

痰火扰心 | 清心化痰。

【症状】患儿多肥胖，行为怪异，喜怒无常，流涎，口舌糜烂，舌红，苔黄腻，脉滑，指纹紫滞。

【处方】

常例：开天门20下，推坎宫20下，推太阳20下，按总筋15下，分阴阳20下。

推五经：清脾经300下，清肝经250下，清心经400下，清肺经200下，补肾经150下。

配穴：推大肠200下，推后溪150下，推六腑120下，水底捞明月（见第48页本穴操作说明），掐运小天心200下，掐揉内劳宫、内关各120下，推揉板门250下，揉膻中150下，揉中脘150下，揉脐200下，揉推擦肺俞至发红，捏脊10遍，按揉足三里150下，揉按三阴交、太冲、涌泉各100下。按拿肩井2～3下。

【随证加减】喜怒无常加拿捏合谷、掐老龙各100下，流涎加掐揉四横纹10遍，口舌糜烂加推天河水（见第48页本穴操作说明）。

清窍被蒙 | 通络开窍。

【症状】患儿多有产伤，或颅脑外伤，或积食伤脾史。多动，胆怯，肢体无力，智力低下，注意力不集中，健忘，睡眠浅，多梦，睡中哭泣，舌淡，苔白腻，指纹滞；或头痛如针刺，部位固定，肌肤甲错，夜卧不安，舌质黯，或有瘀斑瘀点，脉涩，指纹色黯。

【处方】

常例：开天门20下，推坎宫20下，推太阳20下，按总筋15下，分阴阳20下。

推五经：补脾经250下，清肝经300下，清心经400下，补肺经150下，补肾经200下。

　　配穴：推大肠150下，掐运小天心100下，掐揉内劳宫、内关各100下，推揉板门200下，揉膻中100下，揉中脘150下，揉脐200下，揉推擦肺俞至发红，捏脊10遍，按揉足三里150下，揉按三阴交、涌泉各80下。按拿肩井2～3下。

　　【随证加减】有产伤或颅脑外伤史加按揉肝俞、膈俞各100下，有积食伤脾史加推揉板门250下、掐揉四横纹10遍，头痛如针刺加掐揉阳池、掐揉百会各100下，智力低下加按揉心俞、肾俞各200下。

02 抽动

抽动秽语综合征是一种表现为全身多部位不自主运动及发声的运动障碍性疾病，又称多发性抽动症。以不自主、突发、快速反复的肌肉抽动为特征，在抽动的同时常伴有暴发性、不自主异常发声。抽动表现为眨眼、斜视、噘嘴、摇头、耸肩、缩颈、伸臂、甩臂、挺胸、弯腰、扭动肢体等。发声表现为喉鸣音、吼叫声，甚则逐渐转变为刻板咒骂和污秽词语。

病因病机

本病为本虚标实之证，标实为阳亢、风动、痰浊，本虚为肝肾不足、髓海不满、脾虚失运。本病因情绪激动而诱发或加重，应注意它与多动症的区别。多动症一般无抽搐，也无喉间异常发声，表现为整体入静难，多动、好动、冲动。

辨证推治

阴虚风动 | 养阴潜阳。

【症状】局部抽动，咽喉不利，清嗓频频，消瘦，潮热，盗汗，听力下降，舌红少苔，脉细数。

【处方】

常例：开天门20下，推坎宫20下，推太阳20下，按总筋15下，分阴阳20下。

推五经：补脾经300下，清肝经250下，补心经200下，清心经100下，补肺经350下，补肾经400下。

配穴：推大肠120下，清后溪150下，推揉内劳宫150下，水底捞明月（见第48页本穴操作说明），拿捏合谷80下，掐老龙60

下，掐揉两扇门、掐小天心各60下，推天柱、推桥弓各60下，推揉膻中60下，揉中脘150下，揉推擦肺俞至发红，按揉足三里80下，掐按委中、点揉三阴交各60下，摩涌泉60下。按拿肩井2～3下。

【随证加减】清嗓频频加按揉天突80下、掐揉四横纹10遍，潮热加推脊90下、推天河水（见第48页本穴操作说明），盗汗加按揉阴郄、太溪各120下，听力下降加按揉肾俞、耳后高骨各100下。

心肝火旺 ｜ 清泻肝火，清心宁神。

【症状】瞬目不止，睡中磨牙，面红目赤，心烦易怒，口吃频作，口舌生疮，舌红绛，脉弦数。

【处方】

常例：开天门20下，推坎宫20下，推太阳20下，按总筋15下，分阴阳20下。

推五经：清脾经250下，清肝经400下，清心经300下，清肺经200下，补肾经150下。

配穴：推大肠120下，清后溪150下，推六腑200下，推三关50下，揉内劳宫150下，水底捞明月（见第48页本穴操作说明），按揉印堂、鱼腰、太阳、风池各100下，掐老龙60下，掐揉两扇门、掐小天心各60下，推桥弓60下，揉膻中120下，揉中脘150下，揉推擦肺俞至发红，按揉足三里150下，揉三阴交120下，拿太溪、摩涌泉各120下。按拿肩井2～3下。

【随证加减】睡中磨牙加运水入土200下、按揉内关80下，面红目赤加拿捏合谷、推天柱各80下，心烦易怒加按揉阳陵泉、掐太冲各80下，口吃频作加掐揉四横纹10遍，口舌生疮加推天河水（见第48页本穴操作说明）。

心脾两虚 | 补益心脾。

【症状】肢体瞤动，抽搐无力，时时惊惕，健忘，学习成绩差，注意力不集中，面色无华，食少，便溏，舌淡，苔薄白，脉细无力。

【处方】

常例：开天门20下，推坎宫20下，推太阳20下，按总筋15下，分阴阳20下。

推五经：补脾经350下，清肝经300下，先补心经400下，再清心经200下，补肺经200下，补肾经250下。

配穴：推大肠120下，揉外劳宫150下，拿捏合谷100下，掐揉两扇门、掐小天心各120下，推天柱90下，推揉膻中120下，揉中脘300下，揉丹田300下，揉推擦肺俞至发红，捏脊20遍，按揉足三里150下，掐按委中、点揉三阴交各60下，按揉涌泉各60下。按拿肩井2～3下。

【随证加减】惊惕加掐老龙60下，健忘加按揉百会、心俞、肾俞各80下，食少加掐揉四横纹10遍，便溏加运水入土200下。

痰迷心窍 | 豁痰开窍。

【症状】神情恍惚，喉间奇异叫声，流涎，胸闷，恶心，时时干呕，苔腻，脉滑，指纹滞。

【处方】

常例：开天门20下，推坎宫20下，推太阳20下，按总筋15下，分阴阳20下。

推五经：清脾经300下，清肝经400下，清心经350下，清肺经250下，补肾经200下。

　　配穴：推大肠150下，拿捏合谷、曲池、内关各80下，推揉板门150下，掐老龙80下，掐揉两扇门、掐小天心各80下，推揉膻中120下，揉中脘150下，揉肚脐200下，揉丹田300下，揉推擦肺俞至发红，捏脊20遍，按揉足三里150下，点揉丰隆、三阴交各120下，掐昆仑、掐仆参各90下。按拿肩井2～3下。

【随证加减】喉间奇异叫声加揉肺俞、揉风门、按揉天突各80下，恶心流涎加推天柱、推板门各200下。

03

火眼

火眼是目赤肿痛的俗称，也称"红眼"。其发病急剧，常常累及双眼，若一人发病，可迅速传染他人，广泛流行。

病因病机

火眼多因外感风热之邪，致经气阻滞，郁于眼目不宣而发，或疫邪犯目，热毒上壅所致。若肝胆火盛，循经上扰，致经脉闭阻，血壅气滞，亦可见目赤肿痛。

辨证推治

火眼 | 散风清热为主。

【症状】初起时仅是一目患病，渐及另侧，亦可双眼齐发。可见患眼红肿疼痛，畏光流泪，痒涩交作，迅即上述诸症加重，且眵多交结。如兼头痛、发热、恶风、脉浮数、指纹鲜红等，为外感风热；如兼口苦、烦热、舌边尖红、脉弦数、指纹青紫等，为肝胆火盛。

【处方】

常例：开天门20下，推坎宫20下，推太阳20下，按总筋15下，分阴阳20下。

推五经：补脾经200下，清肝经300下，清心经250下，补肺经100下，补肾经150下。

配穴：推后溪120下，掐揉两扇门120下，拿捏合谷100下，推六腑90下，推三关30下，水底捞明月（见第48页本穴操作说明），推膻中100下，按揉风池90下，推天柱100下，揉推擦肺俞至发红90下，按揉足三里200下，揉按涌泉80下。按拿肩井2～3下。

【随证加减】头痛加运太阳90下、掐揉阳池80下，发热加掐揉大椎80下、推天河水（见第48页本穴操作说明），恶风加揉肺俞、风门各80下，口苦加推桥弓100下、运土入水250下，烦热加掐运小天心、掐揉内劳宫各120下。

04 惊风

惊风又称"惊厥",俗名"抽风",是小儿常见的一种急重病症,临床以抽搐、昏迷为主要表现,任何季节均可发生,一般以1~5岁的小儿多见,年龄越小,发病率越高。其病情往往比较凶险,变化迅速,常危及小儿生命。

1.急惊风

急惊风表现为突然发病,出现高热、神昏、惊厥、喉间痰鸣、两眼上翻、凝视或斜视,可持续几秒至数分钟。严重者可反复发作,甚至呈持续状态而危及生命。急惊风的主要病机是热、痰、惊、风的相互影响,互为因果。其主要病位在心肝两经。

病因病机

急惊风以外感时邪、内蕴痰热为其主要发病因素,其中尤以热邪为主。小儿脏腑娇嫩,形气未充,感邪之后易从热化,热极则可生痰生风;食滞痰郁亦可化火,火盛生痰,痰盛生惊,惊盛生风。但其病变主要累及心肝两脏,肝主风,心主火,肝风心火相互交争而发为惊风,故急惊风与心肝二脏有密切关系。

辨证推治

● **急惊风** | 先开窍止抽以治标,后平肝息风、清心泻热以治本。 ●

【症状】本证为热证、实证,来势急剧,常惊、风、痰、热四证并出。可见患儿身体壮热,痰涎壅盛,四肢拘急,筋脉牵掣,颈背强直,目睛上视,牙关紧闭,唇口干赤,昏迷,脉数急,指纹青紫。

【处方一（治标）】

掐小天心、人中、中冲、老龙，拿肩井、昆仑、太溪、委中、承山、仆参、申脉，以制止抽搐。待窍开抽止后，继采用下法。

【处方二（治本）】

常例：开天门20下，推坎宫20下，推太阳20下，按总筋15下，分阴阳20下。

推五经：清脾经300下，清肝经450下，清心经400下，清肺经350下，补肾经200下。

配穴：推大肠120下，清后溪150下，推六腑200下，推三关50下，拿捏合谷80下，按揉耳后高骨80下，推天柱80下，按揉总筋80下，掐揉两扇门150下，掐运小天心200下，水底捞明月（见第48页本穴操作说明），推天河水（见第48页本穴操作说明），揉膻中150下，揉中脘200下，推桥弓100下，揉推擦肺俞至发红，揉按足三里150下，揉按涌泉80下。按拿肩井2～3下。

【随证加减】 壮热加掐揉大椎80下、打马过天河（见第49页本穴操作说明），痰涎壅盛加推天柱、推板门各200下，四肢拘急加掐昆仑、掐太溪各80下，唇口干赤加运土入水200下，昏迷加掐老龙、掐仆参各60下。

2.慢惊风

慢惊风是相对于急惊风而言的，表现为起病缓慢，病程较长，面色苍白，嗜睡无神，抽搐无力，时作时止，或两手颤动、筋惕肉瞤，脉细无力。

病因病机

多见于大病久病之后，气血阴阳俱伤；或因急惊未愈，正虚邪恋，虚风内动，筋脉拘急，辗转而成；或先天不足，后天失调，脾肾两虚，筋脉失养，风邪入络而致。慢惊风病位在肝、脾、肾，病理性质以虚为主，多系脾胃受损，土虚木旺化风；或脾肾阳虚，虚极生风；或肝肾阴虚，筋脉失养生风。

辨证推治

土虚木亢 | 温运脾阳，扶土抑木。

【症状】形神疲惫，面色萎黄，不欲饮水，嗜睡露睛，四肢不温，足跗及面部轻度浮肿，神志不清，阵阵抽搐，大便稀薄、色带青绿，时有肠鸣，舌淡苔白，脉细弱。

【处方】

常例：开天门20下，推坎宫20下，推太阳20下，按总筋15下，分阴阳20下。

推五经：补脾经400下，清肝经350下，清心经200下，补肺经150下，补肾经250下。

配穴：揉外劳宫150下，推三关150下，揉按板门250下，拿捏合谷100下，按揉耳后高骨90下，推天柱80下，按揉总筋80下，掐揉两扇门120下，掐运小天心150下，揉膻中150下，揉中脘200下，揉肚脐300下，揉丹田300下，揉推擦肺俞至发红，捏脊20遍，揉按足三里150下，揉按涌泉80下。按拿肩井2～3下。

【随证加减】嗜睡露睛加掐揉四横纹10遍，神志不清加掐老龙、昆仑、仆参各80下，大便稀薄加揉龟尾60下、推上七节80下。

脾肾阳虚 | 温补脾肾，回阳救逆。

【症状】面色㿠白或灰滞，囟门低陷，精神萎靡，沉睡昏迷，口鼻气冷，额汗涔涔，四肢厥冷，手足蠕蠕震颤，大便澄澈清冷，舌质淡，苔薄白，脉沉细无力。

【处方】

常例：开天门20下，推坎宫20下，推太阳20下，按总筋15下，分阴阳20下。

推五经：补脾经350下，清肝经200下，补心经300下，清心经150下，补肺经250下，补肾经400下。

配穴：揉外劳宫200下，推三关150下，揉按板门150下，按揉耳后高骨60下，推天柱60下，按揉总筋60下，掐揉两扇门90下，掐运小天心200下，揉膻中150下，揉中脘200下，揉肚脐200下，揉丹田300下，揉推擦肺俞至发红，揉肾俞80下，捏脊20遍，按揉肾俞、脾俞各80下，揉足三里150下，揉按涌泉60下。按拿肩井2～3下。

【随证加减】沉睡昏迷加掐老龙、仆参各80下，口鼻气冷加按揉风池80下，额汗涔涔加运太阳80下，四肢厥冷加掐揉一窝风80下，手足蠕蠕震颤加拿捏合谷、昆仑各80下，大便澄澈清冷加揉龟尾、推上七节各60下。

阴虚风动 ｜ 育阴潜阳，滋水涵木。

【症状】虚烦疲惫，面色潮红，低热消瘦，震颤瘛疭，或肢体拘挛，手足心热，舌光无苔，质绛少津，脉细数。

【处方】

常例：开天门20下，推坎宫20下，推太阳20下，按总筋15下，分阴阳20下。

推五经：补脾经300下，清肝经250下，清心经100下，补肺经350下，补肾经400下。

配穴：推大肠120下，清后溪150下，推揉内劳宫150下，推六腑120下，推三关40下，拿捏合谷80下，按揉耳后高骨60下，掐揉两扇门60下，掐运小天心80下，水底捞明月（见第48页本穴操作说明），推揉膻中80下，揉中脘150下，揉推擦肺俞至发红，揉肝俞、肾俞各80下，捏脊20遍，揉按足三里150下，揉按涌泉、太溪各80下。按拿肩井2～3下。

【随证加减】震颤瘛疭加推天柱100下、按揉总筋60下，大便干结加揉龟尾、推下七节各60下。

05

烦急

小儿烦急俗称"脾气大"，临床表现为小儿情绪容易激动，平时烦躁不安，稍不顺心就大哭大闹，或经常毫无原因地发脾气、哭闹，甚则手足动作及行为举止躁动。

病因病机

小儿烦急的病因以病后失调、小儿素体脾虚最为常见。小儿患呼吸系统、消化系统疾病后，病后体虚，阴阳平衡失调，造成小儿脾胃受损、心经积热、肝气蕴结，表现为病后烦急不安，脾气大增。另外，小儿素体脾虚，导致小儿脾虚肝热、肝火上炎、心神不宁、睡眠不安，出现烦急。

辨证推治

病后烦急 | 健脾益气，清心除烦。

【症状】病后烦急，稍不顺心就易哭易闹，或毫无原因地发脾气，睡眠不安，食欲不振，大便干燥，舌尖红，苔薄黄，脉滑，指纹色紫。

【处方】

常例：开天门20下，推坎宫20下，推太阳20下，按总筋15下，分阴阳20下。

推五经：补脾经200下，清肝经300下，清心经250下，清肺经150下，补肾经100下。

配穴：推大肠120下，推后溪150下，推三关40下，推六腑120下，水底捞明月（见第48页本穴操作说明），掐运小天心80下，推揉板门150下，揉膻中120下，揉中脘200下，揉推擦肺俞至发红，捏脊10遍，按揉足三里200下，揉按三阴交、涌泉各100下。按拿肩井2～3下。

【随证加减】睡眠不安加掐揉内劳宫、内关各90下，食欲不振加掐揉四横纹10遍，大便干燥加揉龟尾、推下七节各80下。

脾虚肝旺 ｜ 疏肝扶脾。

【症状】孩子惊恐不安，脾气烦急，夜间啼哭，不思饮食，小便黄，大便干结，舌质红，苔薄黄，脉细弦，指纹色紫。

【处方】

常例：开天门20下，推坎宫20下，推太阳20下，按总筋15下，分阴阳20下。

推五经：补脾经250下，清肝经300下，清心经200下，补肺经100下，补肾经150下。

配穴：推大肠150下，推后溪120下，推三关30下，推六腑90下，掐运小天心100下，推揉板门200下，运水入土250下，掐揉四横纹10遍，揉膻中120下，揉中脘250下，揉推擦肺俞至发红，按揉足三里120下，揉按三阴交、太冲、涌泉各60下。按拿肩井2～3下。

【随证加减】烦急加掐揉内劳宫100下，夜间啼哭加按揉总筋60下，不思饮食加运水入土250下、捏脊10遍，大便干结加揉龟尾、推下七节各90下。

06

近视眼

近视是以看近物清楚而看远物模糊为主要表现的眼病。本病中医称为"能近怯远症"。

病因病机

先天禀赋不足、后天发育失常、用眼不当、五脏精气不足等因素，均可导致睛珠失养、形态异常而发生本病。

辨证推治

心阳不足 | 温心明目。

【症状】近视清晰，远视模糊，目中无神，视力减退，视久易于疲劳，或伴有心悸心烦，失眠，多梦，形寒，舌尖红、少苔，脉微弱。

【处方】

常例：开天门20下，推坎宫20下，推太阳20下，按总筋15下，分阴阳20下。

推五经：补脾经200下，清肝经150下，先补心经400下，再清心经200下，补肺经250下，补肾经350下。

配穴：推三关100下，推六腑30下，揉按外劳宫120下，推坎宫、推太阳、按揉风池各60下，揉膻中100下，揉中脘150下，揉肚脐200下，揉丹田300下，揉推擦肺俞至发红，揉按足三里150下，揉按涌泉90下。按拿肩井2～3下。

【随证加减】心悸心烦加按揉内关120下、掐运小天心200下，失眠加按揉百会、三阴交各120下，多梦加掐揉内劳宫120下，形寒加按揉肾俞100下。

脾气亏虚 | 健补脾胃。

【症状】近视怯远，目视易疲劳，食欲不振，神疲乏力，手足欠温，大便溏薄，舌淡红、苔薄，脉弱。

【处方】

常例：开天门20下，推坎宫20下，推太阳20下，按总筋15下，分阴阳20下。

推五经：补脾经400下，清肝经250下，补心经300下，清心经150下，补肺经200下，补肾经350下。

配穴：推三关90下，推六腑30下，揉外劳宫120下，按揉百会、推坎宫、推太阳、按揉风池各90下，揉膻中120下，揉中脘250下，揉肚脐300下，揉丹田300下，揉推擦肺俞至发红，揉按足三里200下，揉按三阴交60下。按拿肩井2～3下。

【随证加减】食欲不振加运水入土250下，大便溏薄加推上七节60下。

肝肾亏虚 | 养血安神，益气定志，调节视力。

【症状】远视力下降，常眯目视物，目视昏暗，伴有头晕耳鸣，夜寐多梦，腰腿酸软，舌淡红，少苔，脉细。

【处方】

常例：开天门20下，推坎宫20下，推太阳20下，按总筋15下，分阴阳20下。

推五经：补脾经300下，清肝经250下，补心经200下，清心经100下，补肺经350下，补肾经400下。

配穴：推大肠120下，清后溪150下，按揉百会、推坎宫、推太阳、按揉风池各100下，揉膻中120下，揉中脘250下，揉肚脐300下，揉丹田300下，揉推擦肺俞至发红，揉按足三里150下，揉按三阴交、涌泉各120下。按拿肩井2～3下。

【随证加减】头晕耳鸣加按揉肝俞、肾俞120下，夜寐多梦加掐揉内劳宫100下。

【专家寄语】推拿治疗轻度或中度的近视疗效确切，不仅可以治疗假性近视，还对真性近视有较好的改善效果。

07

弱视

弱视是一种严重危害儿童视功能的眼部疾病，视觉发育期内由于异常视觉引起单眼或双眼最佳矫正视力低于相应年龄正常儿童，且眼部检查无器质性病变。本病如不及时治疗可使弱视加重，甚至失明。

病因病机

弱视病因主要有两大类：一是过度用眼、不正确用眼，损伤眼部经络、筋肉；二是养护失当，累及肝肾，肝肾亏虚，致眼睛失养。

辨证推治

弱视 | 舒筋活络，调节筋脉。

【症状】单眼或双眼最佳矫正视力低于相应年龄正常儿童，视力和屈光异常、分读困难、固视异常，且眼部检查无器质性病变。3～5岁儿童视力正常值的下限为0.5，6岁及以上儿童视力正常值的下限为0.7。

【处方】

常例：开天门20下，推坎宫20下，推太阳20下，按总筋15下，分阴阳20下。

推五经：补脾经300下，清肝经250下，清心经100下，补肺经350下，补肾经400下。

配穴：推大肠120下，清后溪150下，掐揉内劳宫60下，按揉总筋、按揉百会、推坎宫、推太阳、按揉风池各100下，按揉攒竹、睛明、鱼腰、瞳子髎、球后各120下，揉膻中100下，揉中脘200下，揉肚脐300下，揉丹田200下，揉推擦肺俞至发红，按揉肝俞、肾俞各100下，揉按足三里150下，揉按三阴交、太溪、涌泉各80下。按拿肩井2～3下。

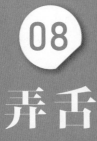

弄舌

弄舌，指舌体伸出口外，立即收回口内，或舌舐唇上下及左右口角，多见于小儿。

病因病机

弄舌由肝火上炎所致。小儿先天不足，肝肾不足，阴虚火旺，心肝火旺，肝火上炎而致弄舌。若舌色紫赤而弄，是热毒内攻心肝的重症。

辨证推治

阴虚风动 | 养阴潜阳。

【症状】舌不红肿，舌头时伸时缩，频频摇动，多动，消瘦，潮热，盗汗，听力下降，渴喜热饮，口角流涎，大便不实，患儿身体多浮胖不健，并兼有面色多白、两腮微红，发多稀疏或黄，唇焦，舌红少苔，脉细数。

【处方】

常例：开天门20下，推坎宫20下，推太阳20下，按总筋15下，分阴阳20下。

推五经：补脾经250下，清肝经400下，补心经300下，清心经150下，补肺经200下，补肾经350下。

配穴：推大肠120下，清后溪200下，掐揉内劳宫150下，推六腑120下，推三关40下，水底捞明月（见第48页本穴操作说明），掐运小天心150下，掐老龙、掐揉两扇门各100下，推天柱60下，推揉膻中100下，揉中脘200下，揉推擦肺俞至发红，按揉足三里200下，点揉三阴交、拿太溪、摩涌泉各100下。按拿肩井2～3下。

【随证加减】多动加推桥弓60下，潮热加推天河水（见第48页本穴操作说明），盗汗加按揉阴郄、太溪各100下，听力下降加按揉肾俞150下，渴喜热饮加运土入水150下，口角流涎加掐揉四横纹10遍，大便不实加推上七节80下。

心肝火旺 | 清泻肝火，清心宁神。

【症状】时时舒舌于口外，旋伸旋缩，左右吐弄，每因情志急躁而加剧，口苦，咽干，心烦易怒，面红目赤，口舌生疮，渴而喜冷，舌红胀满，甚则舌色紫赤而吐弄，咽喉肿痛，痰涎壅塞，声音嘶哑，舌出不收，时时搅动，常欲手扪。

【处方】

常例：开天门20下，推坎宫20下，推太阳20下，按总筋15下，分阴阳20下。

推五经：清脾经300下，清肝经450下，清心经400下，清肺经350下，补肾经200下。

配穴：推大肠120下，清后溪150下，掐揉内劳宫、掐小天心、掐老龙、掐揉两扇门各80下，推六腑200下，推三关50下，水底捞明月（见第48页本穴操作说明），推天河水（见第48页本穴操作说明），揉膻中150下，揉中脘200下，揉推擦肺俞至发红，按揉足三里150下，点揉三阴交、拿太溪、掐昆仑、摩涌泉各60下。按拿肩井2～3下。

【随证加减】心烦易怒加拿捏合谷、掐太冲各100下，面红目赤加推天柱、桥弓各90下，口舌生疮加按揉耳后高骨90下，痰涎壅塞加按揉丰隆120下。

09

眨眼

眨眼称异常瞬目综合征，也称"瞬目"，3～9岁儿童多发，男孩多于女孩。患儿眼睑频频眨动，不能自主控制，神情专注时可暂停眨眼，移时复如故。小儿频繁眨眼也有可能是抽动症的症状表现。

病因病机

现代医学认为，本病的病因是看电视、玩电脑、打游戏的持续时间长，致眼睛损伤。铅中毒或偏食患儿缺乏微量元素、神经系统疾患、面部及眼轮匝肌痉挛，均可导致异常眨眼的出现。

中医认为，脾虚，土不荣木，或肾精亏耗，水不涵木，或过度用眼，损伤肝肾，或毒物伤肝，致肝旺风动，而肝开窍于目，肝风动则目劄，这是异常眨眼的基本病机。眼部经筋痉挛也可引起本病。

辨证推治

脾虚肝旺 | 培土抑木。

【症状】眨眼频繁，眼睛易于疲劳，喜揉拭，目胞浮肿，面白神疲，形体肥胖，急躁易怒，多动，舌淡，脉弦，指纹淡。

【处方】

常例：开天门20下，推坎宫20下，推太阳20下，按总筋15下，分阴阳20下。

推五经：补脾经400下，清肝经350下，清心经250下，补肺经200下，补肾经300下。

配穴：推大肠120下，清后溪150下，水底捞明月（见第48页本穴操作说明），掐运小天心100下，掐老龙、掐揉两扇门各60下，推天柱60下，推揉膻中100下，揉中脘200下，揉推擦肺俞至发红，点揉脾俞、肝俞各120下，捏脊20遍，按揉足三里200下，揉申脉、照海各60下。按拿肩井2～3下。

【随证加减】神疲加揉丹田300下，形体肥胖加揉脐摩腹300下，急躁易怒加拿捏合谷、推桥弓各100下，多动加掐揉内劳宫、摩涌泉各100下。

阴虚生风 | 滋阴补肾息风。

【症状】病程日久，胞睑频频眨动，眼干燥、涩痛、奇痒，目赤，头晕，消瘦，颜面颊红，潮热盗汗，舌红少苔，脉细数，指纹浮红。

【处方】

常例：开天门20下，推坎宫20下，推太阳20下，按总筋15下，分阴阳20下。

推五经：补脾经250下，清肝经350下，补心经200下，清心经100下，补肺经300下，补肾经400下。

配穴：推大肠120下，清后溪150下，掐揉内劳宫150下，推六腑120下，推三关40下，水底捞明月（见第48页本穴操作说明），掐运小天心100下，掐老龙、掐揉两扇门各60下，推天柱60下，推揉膻中100下，揉中脘200下，揉推擦肺俞至发红，按揉肝俞、肾俞各120下，按揉足三里150下，摩涌泉各60下。按拿肩井2～3下。

【随证加减】目赤加拿捏合谷、推桥弓各100下，潮热盗汗加按揉阴郄、太溪各100下。

10 痫症

癫症，临床以突然仆倒、昏不知人、口吐涎沫、两目直视、四肢抽搐、或作猪羊叫、发过即苏、醒后一如常人为特征。

病因病机

病位在心、肝、脾、肾。先天因素、顽痰阻窍、血滞心窍及惊风之后痰阻窍道是发病主要原因；外感风邪、内伤饮食、惊骇恐惧为诱发因素；痰阻气逆、瘀血是其主要的病理过程。屡发病久不愈者，亦可引起气血耗散、肝肾亏损之虚证。由虚而病，因病致虚是造成经久难愈的原因。

辨证推治

发作时先治标 | 开窍止抽。

【处方】

掐小天心、人中、中冲、老龙，拿肩井、昆仑、太溪、委中、承山、仆参、申脉。

缓和后按以下证型辨证论治。

惊痫 | 镇静安神。

【症状】发作时吐舌惊叫急啼，面色时红时白，惊惕不安，如将被捕之状，脉象弦滑，乍大乍小，苔色薄白。

【处方】

常例：开天门20下，推坎宫20下，推太阳20下，按总筋15下，分阴阳20下。

推五经：补脾经300下，清肝经400下，清心经350下，补肺经200下，补肾经250下。

配穴：推大肠120下，按揉百会120下，掐揉印堂100下，掐运小天心200下，掐揉两扇门120下，推膻中120下，揉中脘200下，揉肚脐200下，揉推擦肺俞至发红，按揉心俞、肝俞各100下，揉按足三里200下，揉按涌泉60下。按拿肩井2～3下。

【随证加减】目赤加拿捏合谷、推桥弓各100下，潮热盗汗加按揉阴郄、太溪各100下。

风痫 | 息风定痫。

【症状】发作时神志昏迷，眼睛发青，两目上视或斜视，面色红赤，手指明显抽搐，屈伸如数物状，颈项强直，舌苔白腻。

【处方】

常例：开天门20下，推坎宫20下，推太阳20下，按总筋15下，分阴阳20下。

推五经：清脾经300下，清肝经450下，清心经400下，清肺经350下，补肾经200下。

配穴：推大肠150下，按揉百会100下，掐揉印堂100下，掐运小天心200下，掐揉两扇门80下，拿捏合谷、按揉风池各80下，推膻中80下，揉中脘200下，揉肚脐250下，揉推擦肺俞至发红，按揉心俞、肝俞各120下，揉按足三里200下，揉按涌泉60下。按拿肩井2～3下。

痰痫 ｜ 涤痰开窍。

【症状】发作时痰涎壅盛，喉间痰鸣，口角流涎，瞪目直视，神志模糊，犹如痴呆，失神，面色黄而不华，手足抽搐不明显，舌苔白腻，脉象弦滑。

【处方】

常例：开天门20下，推坎宫20下，推太阳20下，按总筋15下，分阴阳20下。

推五经：清脾经400下，清肝经450下，清心经350下，清肺经300下，补肾经200下。

配穴：推大肠150下，按揉百会100下，掐揉印堂80下，掐运小天心200下，掐揉两扇门80下，掐揉四横纹10遍，拿捏合谷、内关各120下，推膻中120下，揉中脘、肚脐各200下，揉推擦肺俞至发红，按揉脾俞、肝俞、心俞各80下，揉按足三里、丰隆各120下，揉按涌泉60下。按拿肩井2～3下。

【随证加减】神疲加揉丹田300下，形体肥胖加揉脐摩腹300下，急躁易怒加拿捏合谷、推桥弓各100下，多动加掐揉内劳宫、摩涌泉各100下。

瘀血痫 ｜ 活血化瘀，通窍定痫。

【症状】本证见于有外伤及产伤史的患儿，发作时头晕眩仆，神昏窍闭，四肢抽搐，大便坚如羊屎，形体消瘦，肌肤枯燥、色紫，面色泛青，舌红少津，可见瘀斑，脉象细涩。

【处方】

常例：开天门20下，推坎宫20下，推太阳20下，按总筋15下，分阴阳20下。

推五经：补脾经250下，清肝经400下，清心经300下，补肺经150下，补肾经200下。

　　配穴：推大肠120下，推后溪100下，揉外劳宫150下，揉合谷、曲池各100下，按揉百会80下，掐揉印堂80下，掐运小天心100下，掐揉两扇门80下，推膻中80下，揉中脘150下（补中法：逆时针方向揉之），揉脐200下，揉推擦肺俞至发红，按揉膈俞、肝俞、心俞各120下，揉按足三里200下，揉按三阴交150下，揉按阳陵泉、血海各80下。按拿肩井2～3下。

11

产伤麻痹

婴儿出生时损伤神经而引起的麻痹，称为产伤麻痹。

病因病机

大多因为胎位不正，发生难产或滞产时，受产钳挤压或外力牵拉，损伤神经而引起麻痹。

辨证推治

面神经麻痹、臂麻痹 | 舒筋通络，行气活血。

【症状】面神经麻痹：口眼㖞斜，患侧眼睑不能闭合，鼻唇纹皱褶消失，哭时健侧面部运动正常。

臂麻痹：上臂麻痹主要表现为患肢下垂，肩部不能外展，肘部微屈和前臂旋前。前臂麻痹由于症状不明显，一般在出生后相当长时间才被发现，手的大小鱼际萎缩，屈指功能差，臂部感觉障碍，如颈交感神经亦受损，则出现上睑下垂，瞳孔缩小。全臂麻痹者，前臂桡侧感觉消失，患肢下垂，肩部功能障碍。

【处方一】

常例：开天门20下，推坎宫20下，推太阳20下，按总筋15下，分阴阳20下。

推五经：补脾经200下，清肝经250下，清心经100下，补肺经150下，补肾经300下。

配穴：推大肠120下，推后溪100下，揉外劳宫150下，拿揉合谷、曲池各100下，推揉板门200下，揉中脘150下（补中法：逆时针方向揉之），揉脐200下，揉推擦肺俞至发红，按揉肝俞、脾俞各80下，捏脊20遍，揉按足三里150下，按揉阳陵泉80下，揉按涌泉、太冲各60下。按拿肩井2～3下。

【处方二】

理筋手法有很好的临床效果，应及时介入。患儿取坐势，医者从肩背到上肢施以摩、按、揉、擦、拨、摇、擦等手法，最后搓揉上肢、揉捻患肢五指，面部施以摩、按、揉、弹拨、捏等手法。

12 口苦

任何一种疾病在发生、发展以及病机转归的时候都有可能发生口苦。正常情况下，人的味觉正常，但在异常情况下，包括情绪的变化、脏腑的不协调，均会产生口苦。

病因病机

口苦的病因很多，以肝失疏泄最为常见，多与情志、生活嗜好等方面有关。一为肝气郁结，疏泄失职所致；二为情志抑郁，郁怒伤肝所致；三为肝气亢逆，或疏泄太过，暴怒伤肝，气机紊乱所致；四为肝阳亢盛，日久化火，火迫胆汁妄行上逆于口而苦。另外，口腔炎症、肠胃湿热、慢性疾病也可导致口苦。

辨证推治

口苦 | *疏肝解郁，清热利湿。*

【症状】口苦可伴郁郁寡欢，悲忧欲哭，胸肋、两乳或少腹部位胀痛不舒。还可伴有口腔炎症、肠胃湿热等。

【处方】

常例：开天门20下，推坎宫20下，推太阳20下，按总筋15下，分阴阳20下。

推五经：清脾经250下，清肝经400下，清心经300下，清肺经150下，补肾经200下。

配穴：推大肠120下，清后溪150下，掐运小天心60下，掐揉内劳宫100下，掐揉四横纹10遍，推六腑150下，推三关50下，水底捞明月（见第48页本穴操作说明），揉膻中150下，揉中脘200下，揉肚脐200下，揉气海200下，揉推擦肺俞至发红，按揉足三里150下，揉按涌泉60下。按拿肩井2～3下。

【随证加减】口腔炎症加推天河水（见第48页本穴操作说明），肠胃湿热加运土入水200下。

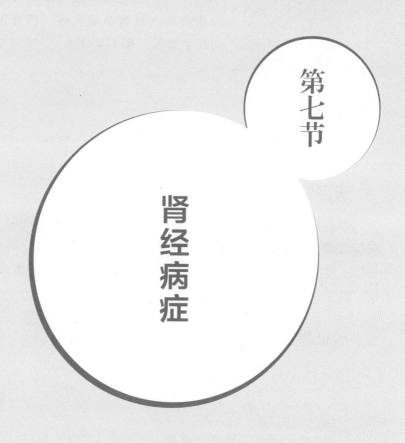

第七节

肾经病症

01

遗尿

遗尿亦称"尿床"，是指3岁以上的小儿，睡眠中小便自遗，醒后方觉的一种病症。3岁以下的小儿，由于智力发育未臻完善，排尿习惯尚未养成，或者贪玩少睡，精神过度疲劳，均可偶发遗尿，但不属病态。

病因病机

遗尿的发病主要与肾和膀胱之气俱虚有关。肾主闭藏，开窍于二阴，职司二便，与膀胱互为表里。若肾气不足，下元亏虚，则气化不利，固摄无权，膀胱开阖失常，而发生遗尿。但肺脾气虚，不能约束水道，水液输布失常，或因肝经湿热不解，下注膀胱，均可导致气化失度，水液失约而为遗尿。

辨证推治

遗尿 | 补脾益肺，固肾涩尿。

【症状】患儿每于睡中遗尿，一夜可发生1~2次或更多，醒后方觉。兼见面色㿠白，反应迟钝，腰膝酸软，或性情急躁，食欲不振，神疲乏力。舌质淡，脉沉细，指纹淡红或不显。

【处方】

常例：开天门20下，推坎宫20下，推太阳20下，按总筋15下，分阴阳20下。

推五经：补脾经350下，清肝经250下，清心经200下，补肺经300下，补肾经400下。

　　配穴：推大肠120下，推后溪100下，揉外劳宫150下，揉中脘200下（补中法：逆时针方向揉之），推揉丹田300下，揉推擦肺俞至发红，揉龟尾80下，揉按足三里150下，揉按涌泉80下。按拿肩井2～3下。

　　【随证加减】肾气不足加按揉肾俞、命门各100下，肺脾气虚加按揉肺俞、脾俞各100下，膀胱湿热运土入水150下、掐揉阳池80下。

　　【专家寄语】每天推治一次，推3～5次，如已不遗，亦需再推2～3次，以巩固疗效。

02

脱肛

脱肛是指直肠或肛管脱出肛门的一种病症。多发生于5岁以下的小儿。病情轻者在大便时脱出，便后可以自行还纳；重者稍加用力（如咳嗽、喷嚏、啼哭）即能引起脱肛，必须用手帮助托回。

病因病机

本病多因患儿体质素弱，或病后体虚，或久泻久痢耗伤正气，中气虚陷不能固摄，以致直肠下垂脱出。本病的发生与肺亦有密切关系，因大肠与肺相表里，生理上相互为用，病理上相互影响，若肺气虚弱，大肠失固，可致肠头外露、直肠脱垂，此为虚证；若肺经实热，传于肠道，迫肛外脱而出现翻肛，此为实证，但临床少见。

辨证推治

脱肛 | 补中益气，健肺固脱。

【症状】直肠脱出肛门不收，肿痛不甚或无肿痛，兼有面色㿠白或萎黄，形体消瘦，精神萎靡，舌淡苔薄，指纹色淡。由于实热所致者少见，故从略。

【处方】

常例：开天门20下，推坎宫20下，推太阳20下，按总筋15下，分阴阳20下。

推五经：补脾经400下，清肝经250下，先补心经200下，后清心经100下，补肺经350下，补肾经300下。

配穴：推大肠120下，揉外劳宫100下，运水入土150下，揉中脘（补中法：逆时针方向揉之）300下，揉脐150下，揉丹田300下，揉按百会200下，揉推擦肺俞至发红，捏脊20遍，按揉足三里200下，揉龟尾150下。按拿肩井2～3下。

【随证加减】便秘加掐揉阳池60下、推下七节60下。

03

脑瘫

脑性瘫痪，简称脑瘫，是指自受孕开始至出生后1个月内由非进行性脑损伤和发育缺陷所导致的脑功能异常，主要表现为运动障碍及姿势异常。本病病变在脑，累及四肢，可伴有智力低下、惊厥、听视觉障碍、行为异常等。

病因病机

脑瘫的病因分为先天之因与后天之因，胎儿期先天禀赋不足或新生儿期后天失养，脾肾亏虚，肢体及脑失于濡养，均可导致脑瘫的发病，可见五迟、五软、智力低下等。

辨证推治

肝肾亏虚 | 补益肝肾。

【症状】运动发育落后，语迟，关节活动不利，伴筋脉拘急，易惊，智力低下，肢体瘫痪，瘦弱不用，手足心热，潮热盗汗，舌淡红、苍白，脉微细，指纹淡。

【处方一】

常例：开天门20下，推坎宫20下，推太阳20下，按总筋15下，分阴阳20下。

推五经：补脾经200下，清肝经300下，清心经100下，补肺经350下，补肾经400下。

配穴：推后溪150下，掐揉二扇门、小天心各80下，拿捏合谷、曲池各80下，推揉膻中120下，揉脐摩腹200下，揉丹田300下，揉揉推擦肺俞至发红，推揉肝俞、肾俞各80下，按揉足三里150下，按揉涌泉100下，掐按委中、揉按承山各100下。按拿肩井2～3下。

【随证加减】筋脉拘急、易惊加按揉百会80下，智力低下加揉心俞80下，手足心热加掐揉内劳宫80下，潮热盗汗加按揉阴郄、太溪各60下。

【处方二（舒筋活络推拿）】

上肢自肩至手指施以拿、揉、点按、滚、摇、拔伸、搓、捻法，有肌肉痉挛或关节强直者，可牵拉肩关节及屈伸肘关节。

背腰部自肩至腰骶施以摩、揉、按、滚、推、叩击法。

下肢自腰至脚施以拿、揉、点按、滚、摇、拔伸、搓、捻法，对于"剪刀步态""马蹄足"等关节畸形者，配合做"分髋""屈髋屈膝""压足马"等被动运动以松解关节强直及肌肉痉挛。

【处方三（智力障碍推拿）】

按揉百会150下，按揉四神聪120下，按揉印堂100下，掐揉绝骨80下。

脾肾两虚 | 补脾益肾。

【症状】运动发育落后，语迟，智力低下，发稀萎黄，四肢痿软，肌肉松弛，面色苍白无华，四肢不温，喜流涎，舌淡胖，苔少，脉细。

【处方】

常例：开天门20下，推坎宫20下，推太阳20下，按总筋15下，分阴阳20下。

推五经：补脾经350下，清肝经100下，补心经300下，清心经150下，补肺经250下，补肾经400下。

配穴：推大肠120下，揉外劳宫150下，掐捻四横纹10遍，按揉四神聪、印堂各80下，揉膻中100下，揉中脘200下（补中法：

逆时针方向揉之），揉脐摩腹300下，揉丹田300下，揉推擦肺俞至发红，按揉心俞、脾俞、肾俞各80下，推脊20遍，揉按足三里150下，揉按承山80下。按拿肩井2～3下。

【随证加减】四肢不温加推三关150下，喜流涎加运水入土150下。

【处方二（舒筋活络推拿）】

上肢自肩至手指施以拿、揉、点按、㨰、摇、拔伸、搓、捻法，有肌肉痉挛或关节强直者，可牵拉肩关节及屈伸肘关节。

背腰部自肩至腰骶施以摩、揉、按、㨰、推、叩击法。

下肢自腰至脚施以拿、揉、点按、㨰、摇、拔伸、搓、捻法，对于"剪刀步态""马蹄足"等关节畸形者，配合做"分髋""屈髋屈膝""压足马"等被动运动以松解关节强直及肌肉痉挛。

【处方三（智力障碍推拿）】

按揉百会150下，按揉四神聪120下，按揉印堂100下，掐揉绝骨80下。

痰瘀阻滞 ｜化痰通络。

【症状】运动发育落后，失聪，语迟，智力低下，关节强硬，屈伸不利，喉间痰鸣，时作癫痫，饥不欲食，面色不泽，晦睛无华，面部、口唇、眼周及肢端晦暗或发青，舌质紫暗或舌体胖，苔腻，脉沉涩或滑，指纹暗滞。

【处方】

常例：开天门20下，推坎宫20下，推太阳20下，按总筋15下，分阴阳20下。

推五经：补脾经400次，清肝经200次，补心经300下，清心经150下，补肺经150次，补肾经350次。

配穴：推大肠120下，揉外劳宫150下，推揉板门200次，运水入土150下，掐捻四横纹10遍，按揉曲池、合谷各120下，揉按足三里200下，揉膻中100下，揉中脘200下（补中法：逆时针方向揉之），揉脐200下，揉丹田200下，揉推擦肺俞至发红，按揉脾俞、肾俞各80下，按揉心俞、膈俞、次髎、血海各60下，捏脊20遍，按揉足三里100下，揉按丰隆、承山、三阴交各80下，点揉太冲60下。按拿肩井2～3下。

【随证加减】若兼咳嗽、痰鸣气急者加按揉定喘60下、揉推擦肺俞至发红、按揉风门60下，脘腹胀满、不思乳食、嗳酸呕吐者加揉摩腹、推天柱各80下，烦躁不安、睡卧不安、惊惕不安者加掐揉小天心、内劳宫各80下。

【处方二（舒筋活络推拿）】

上肢自肩至手指施以拿、揉、点按、擦、摇、拔伸、搓、捻法，有肌肉痉挛或关节强直者，可牵拉肩关节及屈伸肘关节。

背腰部自肩至腰骶施以摩、揉、按、擦、推、叩击法。

下肢自腰至脚施以拿、揉、点按、擦、摇、拔伸、搓、捻法，对于"剪刀步态""马蹄足"等关节畸形者，配合做"分髋""屈髋屈膝""压足马"等被动运动以松解关节强直及肌肉痉挛。

【处方三（智力障碍推拿）】

按揉百会150下，按揉四神聪120下，按揉印堂100下，掐揉绝骨80下。

04

疝气

疝气，又名狐疝，多发于腹股沟一侧或两侧，为光滑整齐、稍带弹性的肿物突出或进入阴囊。疝内容物易因站立、行走、哭泣、咳嗽等因素而突出，突出后也易复位；轻者无症状，重者见少腹疼痛、坠胀等。

病因病机

本病与先天不足、中气下陷、寒凝肝脉有关。

辨证推治

疝气 | 补中益气，疏肝散结。

【症状】腹股沟一侧或两侧见光滑整齐、稍带弹性的肿物突出或进入阴囊，轻者无明显不适，重者可有少腹疼痛、阴囊坠胀不适等。

【处方】

常例：开天门20下，推坎宫20下，推太阳20下，按总筋15下，分阴阳20下。

推五经：补脾经400下，清肝经250下，补心经200下，清心经100下，补肺经300下，补肾经350下。

配穴：推大肠150下，揉外劳宫120下，按揉合谷100下，掐揉四横纹10遍，揉中脘（补中法：逆时针方向揉之）300下，揉脐150下，揉丹田300下，揉按百会80下，揉龟尾150下，揉推擦肺俞至发红，推揉脾俞、肝俞、肾俞各80下，捏脊20遍，按揉足三里150下，揉涌泉100次。按拿肩井2～3下。

05 尿频尿急

尿频尿急是小儿常见的一种泌尿系统疾病，以小便频数、小便急促为临床特征。本病婴幼儿发病率较高，女孩多于男孩。

病因病机

尿频的发生，多因湿热之邪蕴结下焦，使膀胱气化功能失常所致。病位在肾与膀胱，病邪多为湿热。有因湿热之邪流注下焦者；有因脾肾本虚，湿浊蕴结下注膀胱者。前者以实证为主，后者多虚中夹实。亦有因脾肾亏虚，气不化水，而致尿次增多，淋漓不畅者。

辨证推治

脾肾气虚 | 益气补肾。

【症状】疾病日久，小便频数，淋漓不尽，尿液不清，精神倦怠，面色苍黄，饮食不振，甚则畏寒怕冷，手足不温，大便稀薄，眼睑微浮，舌质淡或有齿痕，苔薄腻，脉细无力。

【处方】

常例：开天门20下，推坎宫20下，推太阳20下，按总筋15下，分阴阳20下。

推五经：补脾经350下，清肝经100下，先补心经300下，后清心经150下，补肺经250下，补肾经400下。

配穴：推大肠120下，推后溪150下，揉外劳宫150下，推三关150下，掐揉阳池100下，掐捻四横纹3～5遍，推膻中100下，揉中脘150下，揉脐200下，揉丹田300下，揉推擦肺俞至发红，捏脊20遍，揉龟尾60下，揉按足三里150下，揉按涌泉80下。按拿肩井2～3下。

【随证加减】饮食不振加运水入土150下，畏寒怕冷灸关元、命门。

湿热下注 ｜清热利湿。

【症状】起病较急，小便频数短赤，尿道灼热疼痛，尿液淋漓混浊，小腹坠胀，腰部酸痛，婴儿则啼哭不安，常伴有发热，烦躁口渴，头痛身痛，恶心呕吐，舌质红，苔薄腻微黄或黄腻，脉数有力。

【处方】

常例：开天门20下，推坎宫20下，推太阳20下，按总筋15下，分阴阳20下。

推五经：清脾经300下，清肝经400下，清心经350下，清肺经250下，补肾经200下。

配穴：推大肠150下，清后溪200下，推六腑120下，推三关40下，水底捞明月（见第48页本穴操作说明），按揉合谷、曲池各80下，揉内劳宫80下，掐揉阳池60下，揉中脘150下，揉脐150下，揉推擦肺俞至发红，捏脊20遍，揉龟尾60下，揉按足三里150下，按揉涌泉100下。按拿肩井2～3下。

【随证加减】发热加推天河水（见第48页本穴操作说明），烦躁加掐运小天心80下，口渴加运土入水150下，头痛加运太阳80下，恶心呕吐加按揉内关、推天柱各60下。

06
癃闭

癃闭是一种以排尿困难，甚则小便闭塞不通为主症的疾病，常由膀胱气化功能失常所致。

病因病机

小儿患本病多因湿热下注，阻滞膀胱，或肾移热于膀胱，形成湿热互结，水道闭阻，使膀胱气化发生障碍；或肾阳不足，命门火衰，使膀胱气化不利，从而形成癃闭。

辨证推治

湿热蕴积 | 清热除湿，开通闭塞。

【症状】小腹胀满疼痛，尿意强烈，但小便不得排出，或伴大便不畅，口渴不欲饮，舌红苔黄腻，脉滑数，指纹紫红。

【处方】

常例：开天门20下，推坎宫20下，推太阳20下，按总筋15下，分阴阳20下。

推五经：清脾经300下，清肝经250下，清心经150下，清肺经200下，补肾经400下。

配穴：推大肠150下，推后溪200下，揉内劳宫80下，推六腑90下，推三关30下，揉中脘200下，揉肚脐150下，摩腹300下，揉推擦肺俞至发红，捏脊20遍，揉龟尾60下，揉按足三里150下，按揉涌泉100下。按拿肩井2～3下。

【随证加减】小便不得排出加掐揉阳池80下，大便不畅加推下七节60下，口渴不欲饮加运土入水150下。

下元亏虚 ｜ 益气培元，开通闭塞。

【症状】小便点滴不爽或不通，面色㿠白，神色怯弱，舌质淡，脉细无力，指纹淡红。

【处方】

常例：开天门20下，推坎宫20下，推太阳20下，按总筋15下，分阴阳20下。

推五经：补脾经300下，清肝经200下，清心经100下，补肺经350下，补肾经400下。

配穴：推三关80下，掐揉阳池80下，掐揉四横纹10遍，运水入土200下，揉中脘150下，揉脐摩腹200下，揉丹田300下，揉肾俞120下，揉龟尾80下，按揉足三里150下，揉按涌泉100下。按拿肩井2～3下。

【随证加减】配合艾灸百会、关元、肚脐、命门，以潮红为度。

07

五迟、五软

五迟即立迟、行迟、语迟、发迟、齿迟。五迟以发育迟缓为特征。五软是指头项软、口软、手软、足软、肌肉软，又称"胎弱""胎怯"。五软以痿软无力为主症。五迟、五软均属于小儿生长发育障碍，两者既可单独出现，也可互为并见。

病因病机

五软、五迟是因先天禀赋不足或后天失养，以致五脏虚弱、气血不足、精髓不充所引起的生长发育障碍。立迟、行迟、齿迟、头项软、手软、足软，主要在肝肾脾不足；语迟、发迟、肌肉软、口软，主要在心脾不足、气血两亏；语迟乃肾气不足，智力不发达。五迟、五软并见，病情较重；五迟、五软仅见一二症者，病情较轻。

辨证推治

脾肾亏损 | 健脾补肾。

【症状】头项软弱倾斜，不能抬举，口软唇弛，咀嚼乏力，常有流涎，手软下垂，不能握拳，足软弛缓，不能站立，肌肉松弛，活动无力，唇淡苔少。

【处方】

常例：开天门20下，推坎宫20下，推太阳20下，按总筋15下，分阴阳20下。

推五经：补脾经350下，清肝经250下，先补心经200下，后清心经100下，补肺经300下，补肾经400下。

配穴：推大肠120下，揉外劳宫150下，推揉板门200下，掐捻四横纹3～5遍，推膻中100下，揉中脘200下（补中法：逆时针方向揉之），揉脐摩腹300下，推揉丹田300下，揉推擦肺俞至发红，按揉脾俞、肾俞各120下，捏脊20遍，揉按足三里150下，揉按承山60下。按拿肩井2～3下。

【随证加减】配合艾灸肚脐、百会、命门、关元效佳。

气血虚弱 | 益气养血。

【症状】肢体软弱，四肢关节柔软，神情呆滞，智力低下，面色苍白，四末不温，口开不合，舌伸口外，食少不化，唇白苔光。

【处方】

常例：开天门20下，推坎宫20下，推太阳20下，按总筋15下，分阴阳20下。

推五经：补脾经500下，清肝经200下，先补心经400下，再清心经100下，补肺经300下，补肾经350下。

配穴：推大肠120下，揉外劳宫150下，推揉板门200下，运水入土150下，掐捻四横纹3～5遍，推膻中100下，揉中脘200下（补中法：逆时针方向揉之），揉脐摩腹300下，揉丹田300下，揉推擦肺俞至发红，按揉脾俞、肾俞各120下，捏脊20遍，揉龟尾150下，按揉足三里150下。按拿肩井2～3下。

【随证加减】配合艾灸肚脐、百会、命门、关元、足三里效佳。

08 下肢痿软

下肢痿软是指下肢筋脉弛缓、软弱无力、不能随意运动或伴有肌肉萎缩的一类病症。多发性神经炎、周期性瘫痪、运动神经元疾病、脊髓病变、重症肌无力等表现为肢体痿软无力，不能随意运动者，均可参照本病辨证论治。多数早期急性病例，一般病情较轻浅，治疗效果较好，功能较易恢复；若脏气损伤加重，多数沉痼难治。

病因病机

病因有外感与内伤两类。外感多为温热毒邪或湿热浸淫，耗伤肺胃津液。内伤多为饮食或久病劳倦等因素，损及脏腑，导致脾胃虚弱、肝肾亏损。本病以虚为本，或虚实错杂。扶正主要是调养脏腑、补益气血阴阳，祛邪重在清利湿热与温热毒邪。在治疗过程中还要兼顾运行气血，以通利经脉、濡养筋脉。

辨证推治

肺热津伤 | 清热润燥，养阴生津。

【症状】发病急，病起发热，或热后突然出现肢体软弱无力，可较快发生肌肉瘦削，皮肤干燥，心烦口渴，咳呛少痰，咽干不利，小便黄赤或热痛，大便干燥，舌质红，苔黄，脉细数。

【处方】

常例：开天门20下，推坎宫20下，推太阳20下，按总筋15下，分阴阳20下。

推五经：补脾经150下，清肝经350下，清心经300下，清肺经400下，补肾经100下。

配穴：清大肠200下，清后溪150下，按揉合谷、外关、曲池各80下，推六腑150下，推三关50下，水底捞明月（见第48页本穴操作说明），推天河水（见第48页本穴操作说明），推揉膻中100下，揉中脘150下，揉推擦肺俞至发红，推脊柱骨60下，揉肺俞、胃俞各80下，揉龟尾、推下七节各60下，揉按足三里100下，揉按承山、揉按涌泉各80下。按拿肩井2～3下。

【随证加减】高热加推脊80下、打马过天河（见第49页本穴操作说明），心烦加掐揉内劳宫100下、掐揉四横纹10遍，口渴加运土入水150下，咳呛加按揉定喘150下、揉创新100下。

湿热浸淫 | 清热利湿，通利经脉。

【症状】起病较缓，逐渐出现肢体困重，痿软无力，尤以下肢或两足痿弱为甚，兼见微肿、手足麻木，扪及微热，喜凉恶热，或有发热，胸脘痞闷，小便赤涩热痛，舌质红，舌苔黄腻，脉濡数或滑数。

【处方】

常例：开天门20下，推坎宫20下，推太阳20下，按总筋15下，分阴阳20下。

推五经：清脾经400下，清肝经300下，清心经200下，补肺150下，补肾经150下。

配穴：推大肠200下，清后溪120下，推揉板门150下，推六腑120下，推三关30下，水底捞明月（见第48页本穴操作说明），推揉膻中100下，揉中脘200下，揉推擦肺俞至发红，推脊80下，揉脾俞、肾俞各80下，揉按足三里150下，揉按承山80下，揉按涌泉各80下。按拿肩井2～3下。

【随证加减】发热加按揉合谷、外关、曲池各100下，胸脘痞闷加按揉内关80下，小便赤涩热痛加运土入水200下。

脾胃虚弱 ｜ 补中益气，健脾升清。

【症状】起病缓慢，肢体软弱无力逐渐加重，神疲肢倦，肌肉萎缩，少气懒言，纳呆便溏，面色白或萎黄无华，面浮，舌淡苔薄白，脉细弱。

【处方】

常例：开天门20下，推坎宫20下，推太阳20下，按总筋15下，分阴阳20下。

推五经：补脾经450下，清肝经300下，先补心经400下，后清心经200下，补肺经350下，补肾经250下。

配穴：推大肠150下，推揉板门200下，掐揉四横纹10遍，推揉膻中100下，逆时针方向揉中脘300下，揉脐200下，揉丹田200下，揉推擦肺俞至发红，揉脾俞、胃俞、肾俞各80下，捏脊20遍，按足三里200下，揉按承山、揉按涌泉各80下。按拿肩井2～3下。

【随证加减】肌肉萎缩加运水入土200下，纳呆便溏加揉龟尾60下。

肝肾亏损 ｜ 补益肝肾，滋阴清热。

【症状】起病缓慢，渐见肢体痿软无力，尤以下肢明显，腰膝酸软，不能久立甚至步履全废，腿胫大肉渐脱，或伴有眩晕耳鸣，舌咽干燥，遗尿，舌红少苔，脉细数。

【处方】

常例：开天门20下，推坎宫20下，推太阳20下，按总筋15下，分阴阳20下。

推五经：补脾经200下，清肝经150下，先补心经300下，再清心经150下，补肺经350下，补肾经400下。

配穴：推大肠100下，推后溪150下，按揉合谷、曲池各80下，运水入土200下，推揉膻中100下，逆时针方向揉中脘300下，揉脐200下，揉推擦肺俞至发红，揉肝俞、肾俞各80下，捏脊20遍，揉按足三里100下，揉按承山、揉按涌泉各80下。按拿肩井2～3下。

【随证加减】眩晕耳鸣加掐揉印堂、风池各80下，舌咽干燥加按揉阴郄80下、按揉耳后高骨80下，遗尿加揉龟尾60下、按揉太溪120下。

脉络瘀阻 | 益气养营，活血行瘀。

【症状】久病体虚，四肢痿弱，肌肉瘦削，手足麻木不仁，四肢青筋显露，可伴有肌肉活动时隐痛不适，舌痿不能伸缩，舌质暗淡或有瘀点、瘀斑，脉细涩。

【处方】

常例：开天门20下，推坎宫20下，推太阳20下，按总筋15下，分阴阳20下。

推五经：补脾经400下，清肝经250下，先补心经300下，后清心经150下，补肺经200下，补肾经350下。

配穴：推大肠150下，揉外劳宫100下，推揉板门200下，掐揉四横纹10遍，运水入土200下，推揉膻中150下，逆时针方向揉中脘300下，揉脐200下，揉丹田200下，揉推擦肺俞至发红，按揉肝俞、膈俞、脾俞、肾俞各80下，捏脊20遍，揉按足三里100下，揉按血海、承山、三阴交各80下。按拿肩井2～3下。

【随证加减】青筋显露加按揉合谷、外关、曲池各80下，舌痿不能伸缩加揉按心俞、涌泉各100下。

09

小便赤涩

小便赤涩常伴有小便频数疼痛、汗出，为小儿常见病症，属于淋证的范围，包括西医的急慢性前列腺炎、急慢性肾盂肾炎、膀胱炎、尿道炎等疾患。

病因病机

多因恣食辛热、肥甘，酿成湿热；或感受暑邪未及时清解，而导致湿热注于下焦；或下阴不洁，秽浊之邪侵入下焦，酿成湿热；或风热风寒之邪乘虚袭表，太阳经气先病，引动膀胱湿热之邪，邪气充斥于足太阳膀胱经；或因心火亢盛，下移小肠。以上诸因皆可导致湿热蕴结下焦，入于膀胱，使膀胱气化不利，故见小便赤涩。

辨证推治

小便赤涩 | 清热利湿。

【症状】小便赤涩，伴有小便频数疼痛、汗出，嘴唇干赤，舌质红，苔黄腻，脉滑数，指纹淡紫。

【处方】

常例：开天门20下，推坎宫20下，推太阳20下，按总筋15下，分阴阳20下。

推五经：清脾经400下，清肝经250下，清心经350下，清肺经300下，补肾经100下。

配穴：推大肠150下，推后溪200下，掐揉阳池150下，按揉合谷、曲池各80下，推六腑150下，推三关50下，水底捞明月（见第48页本穴操作说明），运土入水200下，推膻中100下，揉中脘200下，揉按足三里150次，揉按涌泉100下，揉推擦肺俞至发红（或针刺肺俞放血）。按拿肩井2～3下。

【随证加减】口渴加推天河水（见第48页本穴操作说明），小便痛加揉肚脐150下、掐揉四横纹10遍。

10

桡骨小头半脱位

本病好发于5岁以下小儿，多由肘关节伸直和前臂旋前位时受到过度牵拉所致，其关节面偏离了正常位置，但又未完全脱出窠臼，关节囊完整。

病因病机

小儿桡骨头与环状韧带发育不良、关节囊松弛，活动时关节内压异常增大，当小儿前臂被过度、过猛牵拉时，桡骨头向外滑移，环状韧带可卡压于肱桡关节内，或环状韧带薄弱点撕脱，阻碍桡骨小头回位。

辨证推治

桡骨小头半脱位 | 调理气血，缓急止痛。

【症状】过猛、过度牵拉前臂后见小儿哭闹，肘部疼痛、怕触摸，拒绝拾物、持物，桡骨小头处压痛明显。肘关节功能受限，患儿耸肩，肘关节略屈曲，前臂下垂，处于旋前位。

整复错位：术者前手握于肘部稍下方，拇指置于桡骨小头外侧，后手紧握腕上方。前手固定不动，后手用力拔伸牵引；在牵引基础上，前手拇指向内推顶桡骨小头，后手向外同时用力使前臂旋后，并搭同侧肩。复位过程中桡骨小头处弹响，复位后患儿停止哭闹，肘关节功能恢复，曲肘位用三角巾悬吊固定2～3天。

康复：拿揉、点揉、擦热患肢，从肩至腕上下往返3～5遍。

【处方】

常例：开天门20下，推坎宫20下，推太阳20下，按总筋15下，分阴阳20下。

推五经：补脾经250下，清肝经150下，补心经200下，清心经100下，补肺经200下，补肾经300下。

配穴：推大肠120下，推后溪100下，推六腑60下，推三关20下，揉合谷、外关各60下，揉中脘150下（补中法：逆时针方向揉之），揉按肝俞、脾俞、肾俞各80下，按揉阳陵泉100下，揉按足三里150下，揉按涌泉60下。按拿肩井2～3下。

【随证加减】复位后配合外敷续断生筋的中药，能明显促进损伤的恢复。

11

小儿骨折

骨折是儿科常见的外伤病，骨折后应立即复位、固定，合理地运用推拿能有效缓解疼痛、肿胀、瘀血等,并能促进骨折愈合，防止关节僵硬，恢复关节功能。

病因病机

直接暴力导致接触部位骨折，间接暴力发生远端骨折,小儿以青枝骨折最多，骨骺分离少。骨折断端连接，需2周左右。骨折愈合，需4～8周。骨折部位形成坚强的骨性连接，需8～12周。

辨证推治

小儿骨折 | 活血化瘀、理筋生骨。

【症状】骨折，患处疼痛、肿胀、瘀血。

【处方一】小儿推拿能调理气血、促进筋骨生长，加快损伤的愈合，自始至终都可介入。

常例：开天门20下，推坎宫20下，推太阳20下，按总筋15下，分阴阳20下。

推五经：补脾经150下，清肝经200下，清心经100下，补肺经250下，补肾经300下。

配穴：推六腑60下，推三关20下，推大肠120下，推后溪100下，揉合谷、外关各60下，揉中脘150下（补中法：逆时针方向揉之），揉按大杼、肝俞、肾俞各80下，按揉阳陵泉100下，揉按足三里150下，揉按涌泉60下。按拿肩井2～3下。

【处方二】理伤手法有很好的临床效果，更应及早介入。

早期

（1）以静为主，暂不活动关节，于伤处远段施以按、摩、推、拿、揉等手法。轻柔舒适为度，向心性操作。

（2）按经络循行，点按骨折远端相关穴位，轻柔舒适，得气为宜。

（3）揉百会、手三里、三阴交，拿血海、阳陵泉，活血化瘀止痛。

中期

（1）于局部施以摩、揉、拿、按、㨰、推、弹拨等手法，轻柔舒适，以局部发热为佳，活血消肿，有利于骨的生长。

（2）进行骨折上、下及邻近关节的被动活动，以促进血液循环，防止关节僵硬。随时根据骨折稳定程度逐渐增加运动范围和幅度。

后期

（1）理筋手法：在摩、揉、拿、按、㨰、推、弹拨等手法的基础上，顺经推、捋。

（2）消散筋结：按揉局部，寻找压痛点与筋结，施以揉、按、弹拨法使筋柔骨正。

（3）主动运动与被动运动结合。根据病情需要做关节各方向的运动。

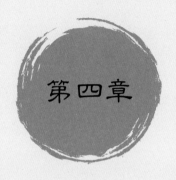

第四章

小儿保健推拿

中华几千年的养生实践，为我们留下了极其宝贵的养生理论与技术，在灿如星河的养生保健方法中，将针灸推拿、药食进补、形神并练列为三大法宝。其中"推拿"最为常用！小儿养生保健必须整体入手、全面养护！除伤筋、骨折、皮损外，各种儿科疾病都可以用小儿推拿进行医疗、保健。

一、小儿保健推拿的操作程序

小儿保健推拿操作者每次推拿时，均须先行"常例"推法，即开天门、推坎宫、推太阳、按总筋、分阴阳。以上推法犹如开机，总称"开窍"。

再行推五经和配穴操作。本书推五经和配穴操作的次数，适用于3周岁左右小儿，超过或不足3岁者，酌情增减。

每次推治结束，均须按拿肩井2～3下，犹如关机，称为"关窍"。

总之，一个完整的湘西刘开运小儿保健推拿处方，按如下程序操作：常例→推五经→配穴→按拿肩井。

二、小儿四季保健推拿法

1.小儿四季保健推拿通用方

【处方】

抚手心20下，摩腹3～5分钟，捏脊3～5分钟，揉足三里3～5分钟，揉涌泉20下。每日1～3遍。

2.小儿四季保健推拿基本方

【处方】

常例：开天门50下，推坎宫50下，推太阳50下，按总筋15下，分阴阳20下。

推五经：补肺经300下，补脾经200下，补肾经400下。

配穴：摩腹100下，捏脊30遍，揉足三里100下，揉涌泉50下。按拿肩井2～3下。

3.小儿四季保健推拿变通方

春季专用方 | 养肝，御风。

重补肾以滋肝,次补肺防风,再清心防肝旺、疏肝利胆。

【处方】

常例：开天门50下，推坎宫50下，推太阳50下，按总筋15下，分阴阳20下。

推五经：补脾经200下、清肝经300下，补肺经350下，清心经150下，补肾经400下。

配穴：推大肠120下，推后溪100下，揉外劳宫150下，揉膻中120下，揉中脘150下（补中法：逆时针方向揉之），摩腹100下，推揉丹田200下，推揉肺俞至发红，捏脊30遍，揉足三里100下，揉涌泉50下。按拿肩井2～3下。

夏季专用处方 | 养心，祛暑。

重补肾水上济心，次清心防火旺。

【处方】

常例：开天门20下，推坎宫20下，推太阳20下，按总筋15下，分阴阳20下。

推五经：清脾经200下，补脾经100下，清肝经300下，清肺经150下，先补心经150下，再清心经350下，补肾经400下。

配穴：推大肠150下，推后溪120下，揉膻中120下，揉中脘150下，摩腹100下，推揉肺俞至发红，揉足三里100下，揉涌泉50下。按拿肩井2～3下。

长夏专用处方 | 养脾，化湿。

重补脾燥湿，次补肾阳化湿。

【处方】

常例：开天门20下，推坎宫20下，推太阳20下，按总筋15下，分阴阳20下。

推五经：补脾经400下，清肝经350下，清肺经150下，清心经200下，补肾经300下。

配穴：推大肠200下，推后溪150下，揉膻中150下，揉中脘200下，摩腹200下，推揉肺俞至发红，捏脊30遍，揉足三里100下，揉涌泉50下。按拿肩井2～3下。

秋季专用处方 | 养肺，防燥。

重补肺阴润燥，次补脾养肺。

【处方】

常例：开天门20下，推坎宫20下，推太阳20下，按总筋15下，分阴阳20下。

推五经：补脾经350下，清肝经300下，补肺经400下，清心经150下，补肾经200下。

配穴：推大肠120下，推后溪100下，揉外劳150下，揉膻中120下，揉中脘150下（补中法：逆时针方向揉之），摩腹150下，推揉肺俞至发红，捏脊30遍，揉足三里100下，揉涌泉50下。按拿肩井2～3下。

冬季专用处方 | 养肾，散寒。

重补肾升阳防寒侵，次补肺以固表防外感。

【处方】

常例：开天门20下，推坎宫20下，推太阳20下，按总筋15下，分阴阳20下。

推五经：补脾经300下，清肝经200下，补肺经350下，清心经150下，补肾经400下。

配穴：推大肠120下，揉外劳150下，揉膻中120下，揉中脘150下（补中法：逆时针方向揉之），摩腹200下，推揉丹田200下，推揉肺俞至发红，揉足三里100下，揉涌泉50下。按拿肩井2～3下。

三、小儿常见疾病的保健推拿

小儿脏腑娇嫩，形气未充，体质和功能较脆弱，因而对疾病的抵抗能力较差；加上寒暖不能自调，饮食不知自节，外易为六淫所侵，内易为饮食所伤，肺、脾两脏尤易患病。还有的小儿对突然发生的强烈刺激不能忍受而容易出现惊厥。如先天禀赋不足或后天喂养失调，还常引起发育障碍。故小儿易见：感冒、扁桃体肿大、发热、咽喉肿痛、痰多、易鼻塞流涕、喘咳、久咳、厌食、泄泻、多动、多汗、尿床、夜卧不安、反胃、嗳气、体虚、筋软骨弱、智弱、语迟、抽搐、体虚、发育不良、生长迟缓等病症。

传承数千年的中医，积累了大量的医疗保健方法，如小儿推拿、艾灸、拔罐、刮痧、贴敷、药浴等外治医疗养护法。湘西刘开运小儿推拿针对儿科轻证、中药敏感者，尤其虚证、慢性疾病患者，用无毒或少毒的中药茶泡服，或药膳疗法，配合小儿推拿，保健效果明显。

1.厌食

厌食是指小儿较长时期食欲不振、进食不多，甚至拒食的现象，其他情况均较正常。

厌食 | 健脾开胃。

【处方】

常例：开天门20下，推坎宫20下，推太阳20下，按总筋15下，分阴阳20下。

推五经：补脾经400下，清肝经300下，清心经250下，补肺经200下，补肾经350下。

配穴：推大肠150下，揉外劳宫100下，按揉合谷60下，运水入土150下，捻四横纹10遍，揉中脘200下，揉脐100下，揉丹田200下，推揉擦肺俞至发红，捏脊20遍，揉龟尾80下，按揉足三里100下。按拿肩井2～3下。

2.多汗

多汗是指因气阴两伤，导致小儿阴阳失调、营卫不和、腠理开阖失度而引起汗液外泄的现象，无其他明显的异常情况。

多汗 | 固肾补气。

【处方】

常例：开天门20下，推坎宫20下，推太阳20下，按总筋15下，分阴阳20下。

推五经：补脾经200下，清肝经150下，先补心经300下，再清心经150下，补肺经250下，补肾经350下。

配穴：揉膻中100下，揉中脘150下，揉丹田200下，推揉肺俞至发红。按拿肩井2～3下。

3.易泻

小儿脾胃虚弱，饮食稍有不慎，或感受风寒湿热，即见大便次数增多、便下稀薄等，无其他明显的异常情况。

易泻 | 健补脾胃。

【处方】

常例：开天门20下，推坎宫20下，推太阳20下，按总筋15下，分阴阳20下。

推五经：补脾经400下，清肝经250下，先补心经300下，后清心经150下，补肺经200下，补肾经350下。

配穴：推大肠150下，揉外劳宫100下，逆时针方向揉中脘300下，揉脐摩腹200下，推揉肺俞至发红，捏脊20遍，按揉足三里150下，揉龟尾120下，推上七节60下。按拿肩井2～3下。

4.久咳

久咳是由小儿肺脾两虚、气阴两伤所致，时而咳嗽，经久难愈，遇凉加重，无其他明显的异常情况。

久咳 | 润肺健脾，益气养阴，化痰止咳。

【处方】

常例：开天门20下，推坎宫20下，推太阳20下，按总筋15下，分阴阳20下。

推五经：补脾经350下，清肝经250下，清心经150下，补肺经400下，补肾经300下。

配穴：推大肠100下，推后溪120下，揉外劳宫80下，推揉板门200下，推揉膻中100下，推中脘160下，按揉定喘150下，揉创新100下，推揉擦肺俞至发红。按拿肩井2～3下。

5.易感冒

易感冒是指小儿肺脾肾虚弱，卫外不固，稍感风寒湿燥等六淫邪气，就见感冒系列证候。

易感冒 | 益气培元，固表防感。

【处方】

常例：开天门20下，推坎宫20下，推太阳20下，按总筋15下，分阴阳20下。

推五经：补脾经350下，清肝经250下，先补心经200下，再清心经100下，补肺经300下，补肾经400下。

配穴：推大肠80下，揉外劳宫100下，推三关90下，推六腑30下，揉膻中120下，揉中脘150下，揉丹田300下，推揉肺俞。按拿肩井2～3下。

6.多动

多动是指小儿平时神志涣散、多语多动、易冲动的现象。多因肝肾不足、心肝火旺、脾胃虚弱所致。

多动 | 清心泻肝，益气滋阴。

【处方】

常例：开天门20下，推坎宫20下，推太阳20下，按总筋15下，分阴阳20下。

推五经：补脾经200下，清肝经300下，清心经250下，补肺经100下，补肾经150下。

配穴：推大肠120下，清后溪150下，推六腑90下，推三关30下，水底捞明月（见第48页本穴操作说明），推天河水（见第48页本穴操作说明），揉膻中150下，揉中脘200下，推揉擦肺俞至发红。按拿肩井2～3下。

7.扁桃体肿大

扁桃体肿大多因小儿禀赋不足，调护失宜所致，见小儿喉核肿大，常伴干嗽、干呕、打呼噜。

扁桃体肿大 | 补益气血，利咽散结。

【处方】

常例：开天门20下，推坎宫20下，推太阳20下，按总筋15下，分阴阳20下。

推五经：补脾经250下，清肝经200下，清心经100下，先清肺经100下，再补肺经300下，补肾经150下。

配穴：推大肠50下，揉外劳宫100下，清后溪60下，推三关90下，推六腑30下，揉合谷、天容、风池各50下，推揉膻中100下，揉中脘120下，推揉擦肺俞至发红，揉足三里80下，揉丰隆60下。按拿肩井2～3下。

8.尿床

尿床是指3周岁以上的小儿，睡眠中常常小便自遗，醒后方觉的一种现象，无其他异常情况。

尿床 | 补肺脾肾，固摄下元。

【处方】

常例：开天门20下，推坎宫20下，推太阳20下，按总筋15下，分阴阳20下。

推五经：补脾经350下，清肝经250下，清心经200下，补肺经300下，补肾经400下。

配穴：推大肠120下，推后溪100下，揉外劳宫150下，揉中脘200下（补中法：逆时针方向揉之），揉脐200下，推揉丹田（先揉丹田穴400下，揉后再从穴下起，通过丹田往上直推至脐下，推300下），推揉肺俞至发红，揉肾俞80下，揉龟尾80下，按揉足三里80下。按拿肩井2～3下。

9.发育不良

发育不良是指因先天禀赋不足，或后天喂养不当，或患病，导致小儿脏腑更为娇嫩，形气大为亏虚而引起的发育障碍，无其他明显的异常情况。

发育不良 | 益气培元，固本助长。

【处方】

常例：开天门20下，推坎宫20下，推太阳20下，按总筋15下，分阴阳20下。

推五经：补脾经300下，清肝经350下，清心经250下，补肺经200下，补肾经400下。

配穴：推大肠70下，揉外劳宫90下，揉内劳宫50下，按揉合谷、内关各50下，推揉板门200下，运水入土150下，捻四横纹10遍，推三关90下，推六腑30下，揉膻中70下，揉中脘200下，揉脐摩腹300下，揉丹田300下，推揉擦肺俞至发红，捏脊20遍，揉龟尾36下，按揉足三里150下。按拿肩井2～3下。

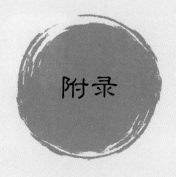

附录

穴位操作手法图示

湘西刘开运小儿推拿操作程序：常例→推五经→配穴→按拿肩井。

常例推法，即开天门、推坎宫、推太阳、按总筋、分阴阳，总称"开窍"。每次推治结束，均需按拿肩井2～3下，称为"关窍"。

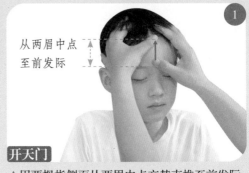

从两眉中点至前发际

开天门

▲用两拇指侧面从两眉中点交替直推至前发际

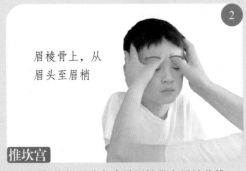

眉棱骨上，从眉头至眉梢

推坎宫

▲用两拇指指面从印堂沿眉棱骨向眉梢分推

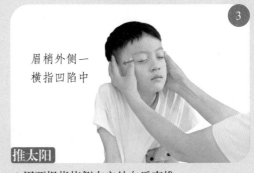

眉梢外侧一横指凹陷中

推太阳

▲用两拇指桡侧在穴处向后直推

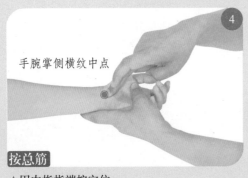

手腕掌侧横纹中点

按总筋

▲用中指指端按穴位

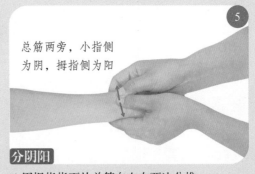

总筋两旁，小指侧为阴，拇指侧为阳

分阴阳

▲用拇指指面从总筋向左右两边分推

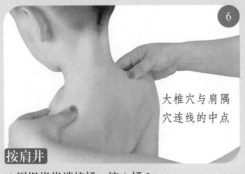

大椎穴与肩隅穴连线的中点

按肩井

▲用拇指指端按揉，按1揉3

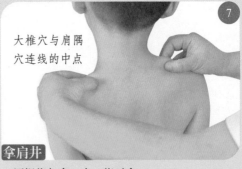

大椎穴与肩隅穴连线的中点

拿肩井

▲用拇指与食、中二指对拿

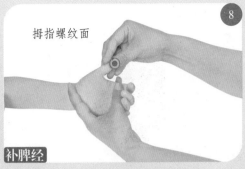

拇指螺纹面

8

补脾经

▲用拇指指面在小儿拇指螺纹面上旋推

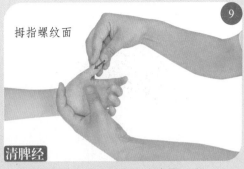

拇指螺纹面

9

清脾经

▲从小儿拇指指尖向指根方向直推

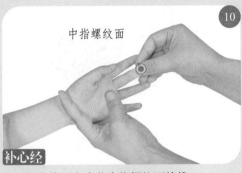

中指螺纹面

10

补心经

▲用拇指指面在小儿中指螺纹面旋推

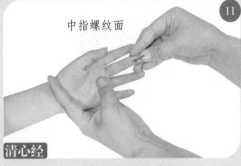

中指螺纹面

11

清心经

▲从小儿中指指尖向指根方向直推

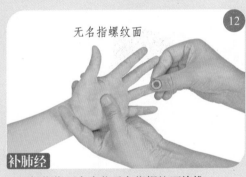

无名指螺纹面

12

补肺经

▲用拇指指面在小儿无名指螺纹面旋推

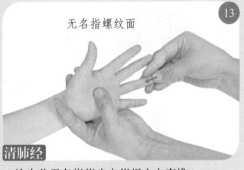

无名指螺纹面

13

清肺经

▲从小儿无名指指尖向指根方向直推

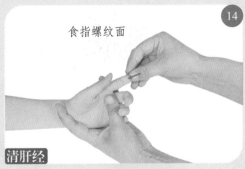

食指螺纹面

14

清肝经

▲从小儿食指指尖向指根方向直推

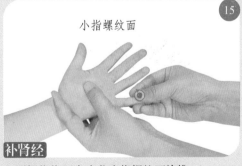

小指螺纹面

15

补肾经

▲用拇指指面在小儿小指螺纹面旋推

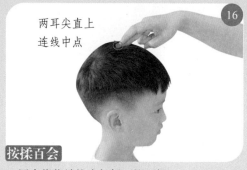

两耳尖直上
连线中点

16

按揉百会

▲用中指指端按中加揉，按 1 揉 3

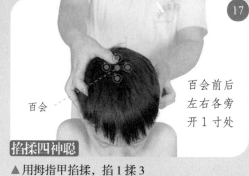

17

百会

百会前后
左右各旁
开 1 寸处

掐揉四神聪

▲用拇指甲掐揉，掐 1 揉 3

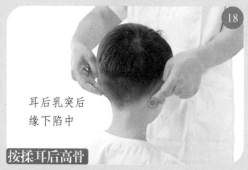

18

耳后乳突后
缘下陷中

按揉耳后高骨

▲用中指指端揉中加按

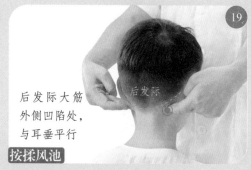

19

后发际

后发际大筋
外侧凹陷处，
与耳垂平行

按揉风池

▲用中指指端按中加揉，按 1 揉 3

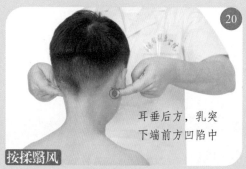

20

耳垂后方，乳突
下端前方凹陷中

按揉翳风

▲用拇指或中指指端按揉

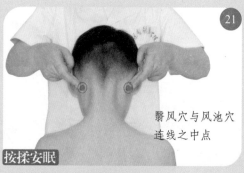

21

翳风穴与风池穴
连线之中点

按揉安眠

▲用拇指或中指指端按揉

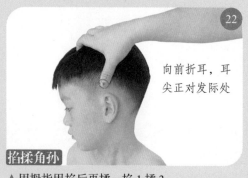

22

向前折耳，耳
尖正对发际处

掐揉角孙

▲用拇指甲掐后再揉，掐 1 揉 3

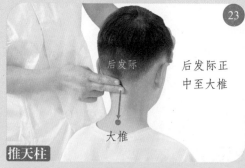

23

后发际

后发际正
中至大椎

大椎

推天柱

▲用食、中二指指面自上向下直推

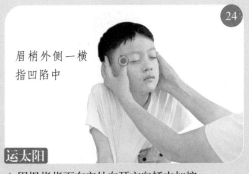

眉梢外侧一横
指凹陷中

运太阳

▲用拇指指面在穴处向耳方向揉中加按

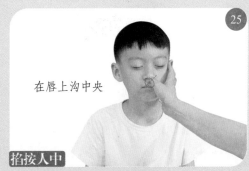

在唇上沟中央

掐按人中

▲用拇指甲掐后再揉，掐1揉3

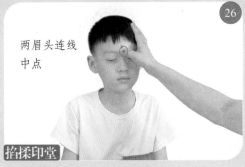

两眉头连线
中点

掐揉印堂

▲用拇指甲掐后再揉，掐1揉3

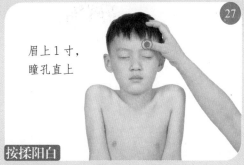

眉上1寸，
瞳孔直上

按揉阳白

▲用拇指或中指指端按揉

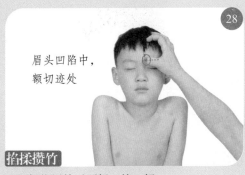

眉头凹陷中，
额切迹处

掐揉攒竹

▲用拇指甲掐后再揉，掐1揉3

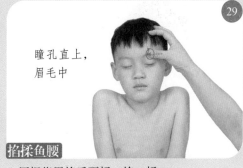

瞳孔直上，
眉毛中

掐揉鱼腰

▲用拇指甲掐后再揉，掐1揉3

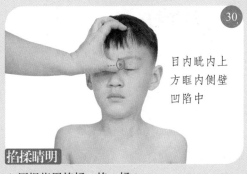

目内眦内上
方眶内侧壁
凹陷中

掐揉睛明

▲用拇指甲掐揉，掐1揉3

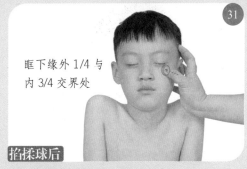

眶下缘外1/4与
内3/4交界处

掐揉球后

▲用拇指甲掐揉，掐1揉3

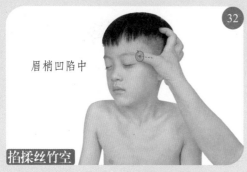

32

眉梢凹陷中

掐揉丝竹空

▲用拇指甲掐后再揉，掐1揉3

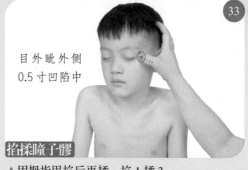

33

目外眦外侧
0.5寸凹陷中

掐揉瞳子髎

▲用拇指甲掐后再揉，掐1揉3

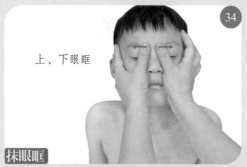

34

上、下眼眶

抹眼眶

▲用拇指指面抹上、下眼眶

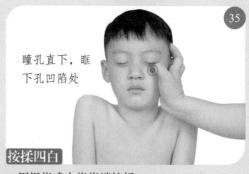

35

瞳孔直下，眶
下孔凹陷处

按揉四白

▲用拇指或中指指端按揉

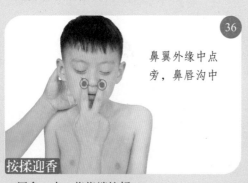

36

鼻翼外缘中点
旁，鼻唇沟中

按揉迎香

▲用食、中二指指端按揉

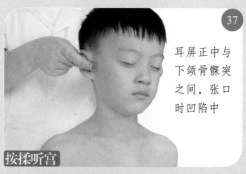

37

耳屏正中与
下颌骨髁突
之间，张口
时凹陷中

按揉听宫

▲用拇指或中指指端按揉

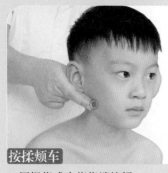

38

下颌角前上
方一横指，
咬紧牙时咬
肌隆起，放
松时按之凹
陷处

按揉颊车

▲用拇指或中指指端按揉

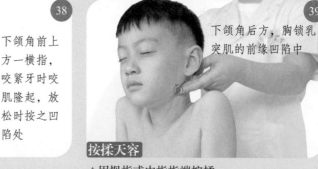

39

下颌角后方，胸锁乳
突肌的前缘凹陷中

按揉天容

▲用拇指或中指指端按揉

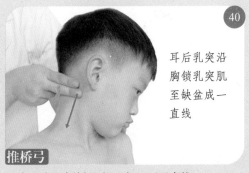

耳后乳突沿胸锁乳突肌至缺盆成一直线

推桥弓

▲在左右两侧桥弓穴，自上而下直推

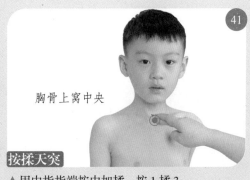

胸骨上窝中央

按揉天突

▲用中指指端按中加揉，按1揉3

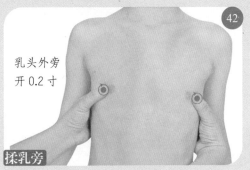

乳头外旁开0.2寸

揉乳旁

▲用两拇指指面揉

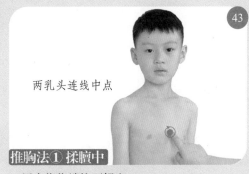

两乳头连线中点

推胸法①揉膻中

▲用中指指端按而揉之

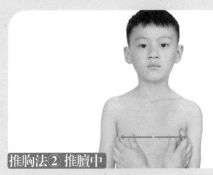

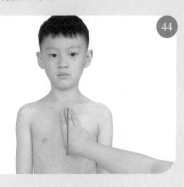

推胸法②推膻中

▲先左右分推膻中，继用食、中、无名指由上往下直推

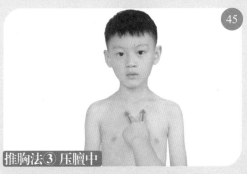

推胸法③压膻中

▲用食、中指由第一肋间起压至第五肋间

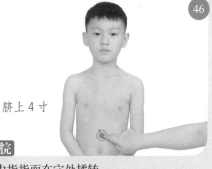

脐上4寸

揉中脘

▲用中指指面在穴处揉转

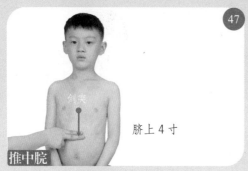

脐上4寸

推中脘

▲用食、中二指指面自剑突推至中脘

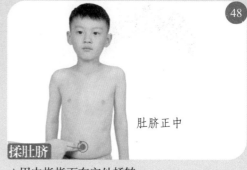

肚脐正中

揉肚脐

▲用中指指面在穴处揉转

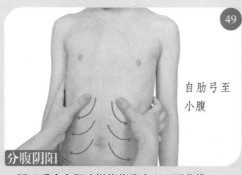

自肋弓至
小腹

分腹阴阳

▲用双手大鱼肌连拇指指腹自上至下分推

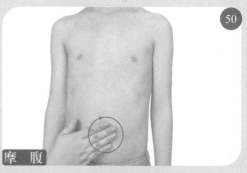

摩腹

▲用全掌以肚脐为中心在腹部做环形摩动

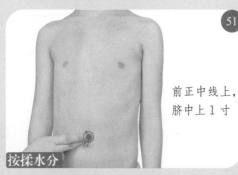

前正中线上，
脐中上1寸

按揉水分

▲用拇指指端按揉

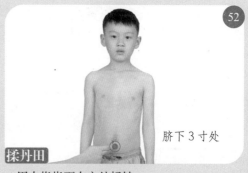

脐下3寸处

揉丹田

▲用中指指面在穴处揉转

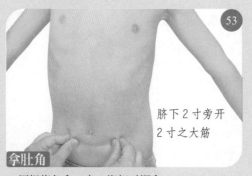

脐下2寸旁开
2寸之大筋

拿肚角

▲用拇指与食、中二指相对深拿

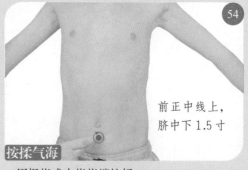

前正中线上，
脐中下1.5寸

按揉气海

▲用拇指或中指指端按揉

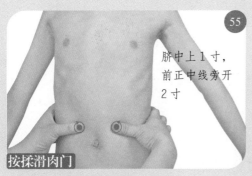

55

脐中上1寸，
前正中线旁开
2寸

按揉滑肉门

▲用拇指或中指指端按揉

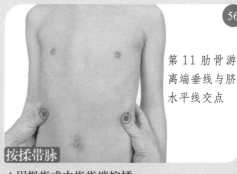

56

第11肋骨游
离端垂线与脐
水平线交点

按揉带脉

▲用拇指或中指指端按揉

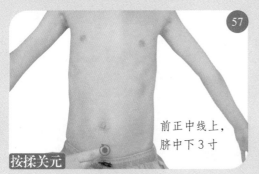

57

前正中线上，
脐中下3寸

按揉关元

▲用拇指或中指指端按揉

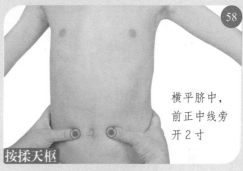

58

横平脐中，
前正中线旁
开2寸

按揉天枢

▲用拇指或中指指端按揉

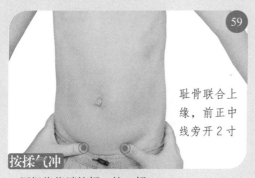

59

耻骨联合上
缘，前正中
线旁开2寸

按揉气冲

▲用拇指指端按揉，按1揉3

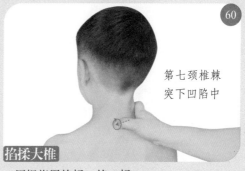

60

第七颈椎棘
突下凹陷中

掐揉大椎

▲用拇指甲掐揉，掐1揉3

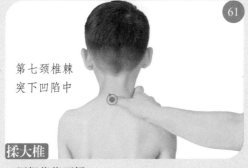

61

第七颈椎棘
突下凹陷中

揉大椎

▲用拇指指面揉

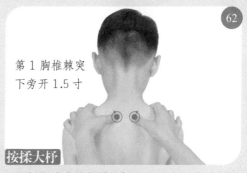

62

第1胸椎棘突
下旁开1.5寸

按揉大杼

▲用拇指或中指指端按揉

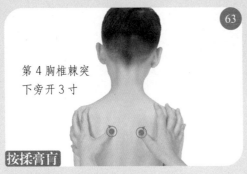

第4胸椎棘突
下旁开3寸

按揉膏肓
▲用拇指或中指指端按揉

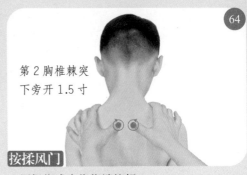

第2胸椎棘突
下旁开1.5寸

按揉风门
▲用拇指或中指指端按揉

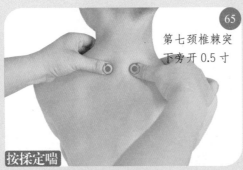

第七颈椎棘突
下旁开0.5寸

按揉定喘
▲用拇指指端按揉，按1揉3

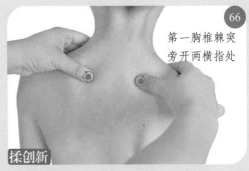

第一胸椎棘突
旁开两横指处

揉创新
▲用拇指指端揉

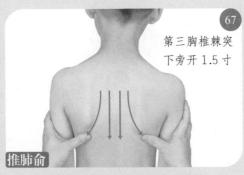

第三胸椎棘突
下旁开1.5寸

推肺俞
▲在两肩胛内缘从上向下呈"介"字形推

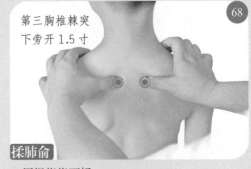

第三胸椎棘突
下旁开1.5寸

揉肺俞
▲用拇指指面揉

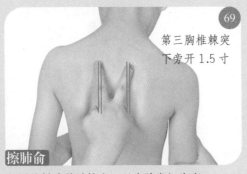

第三胸椎棘突
下旁开1.5寸

擦肺俞
▲用盐粉或姜汁擦之，以皮肤发红为度

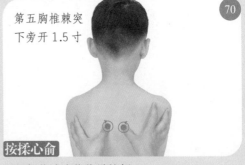

第五胸椎棘突
下旁开1.5寸

按揉心俞
▲用拇指或中指指端按揉

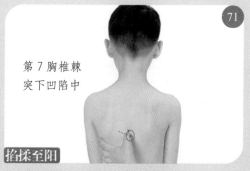

掐揉至阳
第7胸椎棘突下凹陷中

▲用拇指甲掐后再揉，掐1揉3

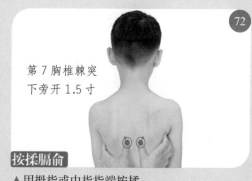

按揉膈俞
第7胸椎棘突下旁开1.5寸

▲用拇指或中指指端按揉

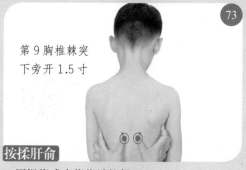

按揉肝俞
第9胸椎棘突下旁开1.5寸

▲用拇指或中指指端按揉

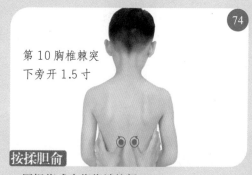

按揉胆俞
第10胸椎棘突下旁开1.5寸

▲用拇指或中指指端按揉

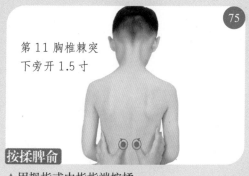

按揉脾俞
第11胸椎棘突下旁开1.5寸

▲用拇指或中指指端按揉

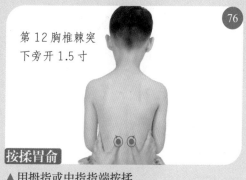

按揉胃俞
第12胸椎棘突下旁开1.5寸

▲用拇指或中指指端按揉

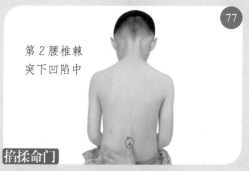

掐揉命门
第2腰椎棘突下凹陷中

▲用拇指甲掐后再揉，掐1揉3

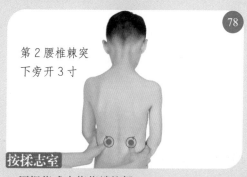

按揉志室
第2腰椎棘突下旁开3寸

▲用拇指或中指指端按揉

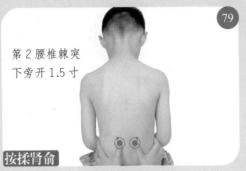

第2腰椎棘突
下旁开1.5寸

按揉肾俞

▲用拇指或中指指端按揉

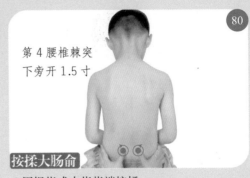

第4腰椎棘突
下旁开1.5寸

按揉大肠俞

▲用拇指或中指指端按揉

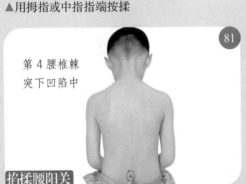

第4腰椎棘
突下凹陷中

掐揉腰阳关

▲用拇指甲掐后再揉，掐1揉3

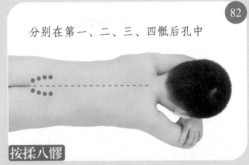

分别在第一、二、三、四骶后孔中

按揉八髎

▲用拇指或中指指端按揉

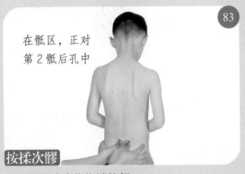

在骶区，正对
第2骶后孔中

按揉次髎

▲用拇指或中指指端按揉

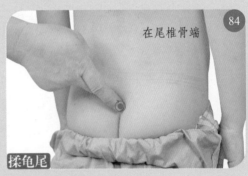

在尾椎骨端

揉龟尾

▲用中指指端揉

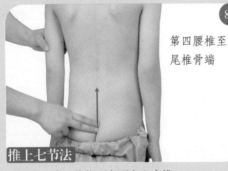

第四腰椎至
尾椎骨端

推上七节法

▲用食、中二指指面自下向上直推

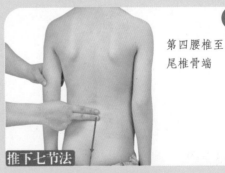

第四腰椎至
尾椎骨端

推下七节法

▲用食、中二指指面自上向下直推

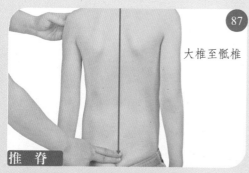

大椎至骶椎

推　脊

▲用食、中二指指面自大椎推至骶椎

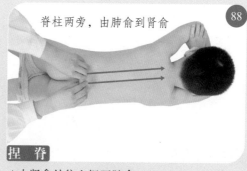

脊柱两旁，由肺俞到肾俞

捏　脊

▲由肾俞处往上捏至肺俞

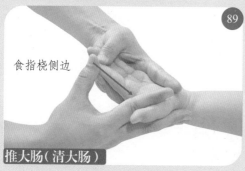

食指桡侧边

推大肠（清大肠）

▲用拇指指面从小儿食指尖桡侧推向虎口

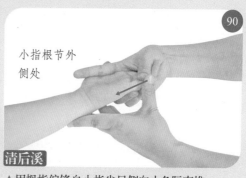

小指根节外
侧处

清后溪

▲用拇指偏锋自小指尖尺侧向小鱼际直推

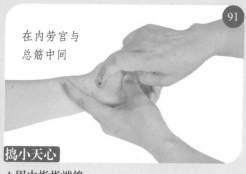

在内劳宫与
总筋中间

捣小天心

▲用中指指端捣

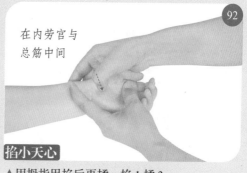

在内劳宫与
总筋中间

掐小天心

▲用拇指甲掐后再揉，掐1揉3

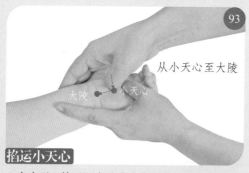

从小天心至大陵

大陵　小天心

掐运小天心

▲自小天心掐运至大陵或自大陵掐运至小天心

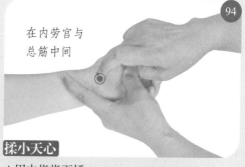

在内劳宫与
总筋中间

揉小天心

▲用中指指面揉

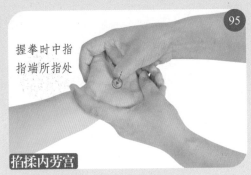

95

握拳时中指
指端所指处

掐揉内劳宫

▲用拇指甲掐后再揉，掐1揉3

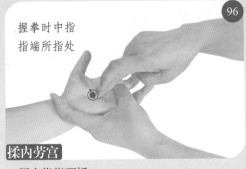

96

握拳时中指
指端所指处

揉内劳宫

▲用中指指面揉

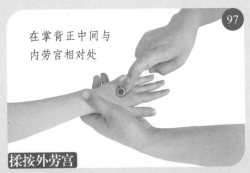

97

在掌背正中间与
内劳宫相对处

揉按外劳宫

▲用中指指端揉按

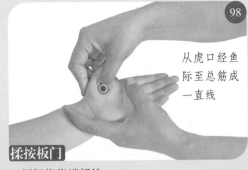

98

从虎口经鱼
际至总筋成
一直线

揉按板门

▲用拇指指端揉按

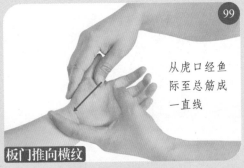

99

从虎口经鱼
际至总筋成
一直线

板门推向横纹

▲由虎口经鱼际向总筋直推

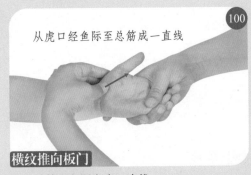

100

从虎口经鱼际至总筋成一直线

横纹推向板门

▲由总筋经鱼际向虎口直推

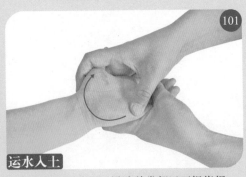

101

运水入土

▲由小指根经小天心沿腕前掌部运至拇指根

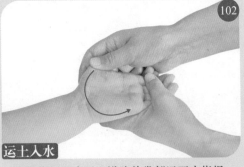

102

运土入水

▲由拇指根经小天心沿腕前掌部运至小指根

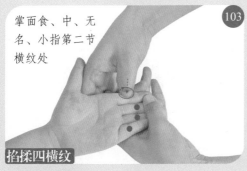

掌面食、中、无名、小指第二节横纹处 **103**

掐揉四横纹

▲用拇指甲掐揉

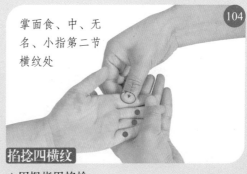

掌面食、中、无名、小指第二节横纹处 **104**

掐捻四横纹

▲用拇指甲掐捻

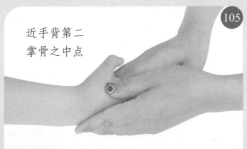

近手背第二掌骨之中点 **105**

按揉合谷

▲用拇指指端按揉

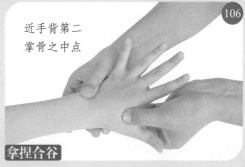

近手背第二掌骨之中点 **106**

拿捏合谷

▲用拇指与食、中指二指相对拿捏

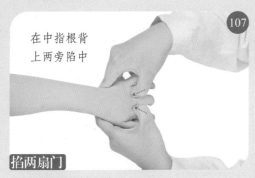

在中指根背上两旁陷中 **107**

掐两扇门

▲用两拇指指端夹掐

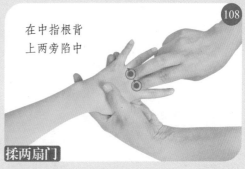

在中指根背上两旁陷中 **108**

揉两扇门

▲用食、中指指端夹揉之

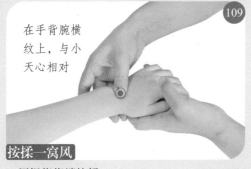

在手背腕横纹上，与小天心相对 **109**

按揉一窝风

▲用拇指指端按揉

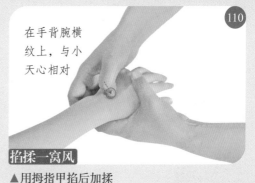

在手背腕横纹上，与小天心相对 **110**

掐揉一窝风

▲用拇指甲掐后加揉

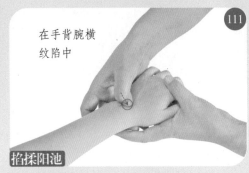

在手背腕横
纹陷中

掐揉阳池

▲用拇指甲掐后揉按，掐1揉3

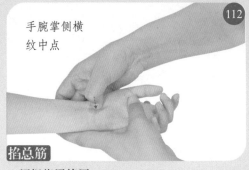

手腕掌侧横
纹中点

掐总筋

▲用拇指甲掐压

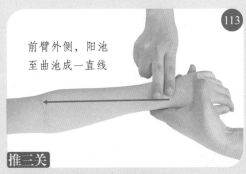

前臂外侧，阳池
至曲池成一直线

推三关

▲男：自前臂阳池推至曲池；
　女：自前臂曲池推至阳池

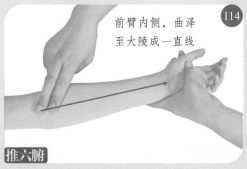

前臂内侧，曲泽
至大陵成一直线

推六腑

▲男：自前臂曲泽推至大陵；
　女：自前臂大陵推至曲泽

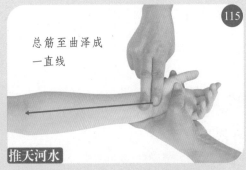

总筋至曲泽成
一直线

推天河水

▲自腕推向肘，每推一次吹气一口

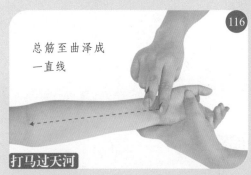

总筋至曲泽成
一直线

打马过天河

▲从总筋至曲泽，用食、中二指交互拍打

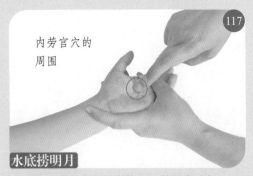

内劳宫穴的
周围

水底捞明月

▲用中指在内劳宫周围旋运，并结合吹气

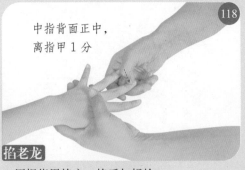

中指背面正中，
离指甲1分

掐老龙

▲用拇指甲掐之，掐后加揉捻

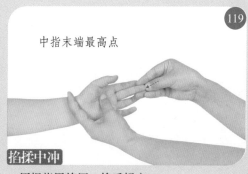

中指末端最高点

掐揉中冲

▲用拇指甲掐压，掐后揉之

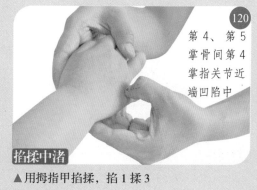

第4、第5
掌骨间第4
掌指关节近
端凹陷中

掐揉中渚

▲用拇指甲掐揉，掐1揉3

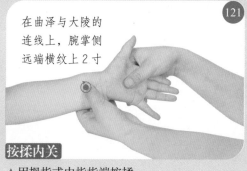

在曲泽与大陵的
连线上，腕掌侧
远端横纹上2寸

按揉内关

▲用拇指或中指指端按揉

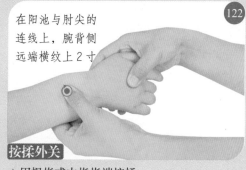

在阳池与肘尖的
连线上，腕背侧
远端横纹上2寸

按揉外关

▲用拇指或中指指端按揉

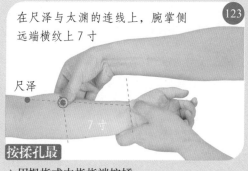

在尺泽与太渊的连线上，腕掌侧
远端横纹上7寸

尺泽

7寸

按揉孔最

▲用拇指或中指指端按揉

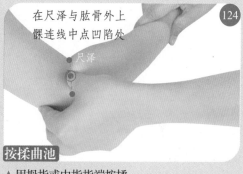

在尺泽与肱骨外上
髁连线中点凹陷处

尺泽

按揉曲池

▲用拇指或中指指端按揉

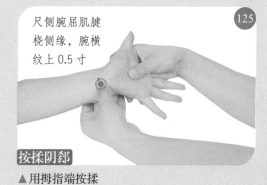

尺侧腕屈肌腱
桡侧缘，腕横
纹上0.5寸

按揉阴郄

▲用拇指端按揉

掐揉十趾指间关节

▲用拇指甲掐，掐后捻揉之

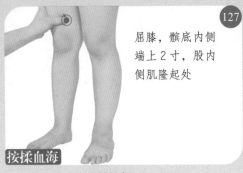

127 屈膝，髌底内侧端上2寸，股内侧肌隆起处

按揉血海

▲用拇指或中指指端按揉

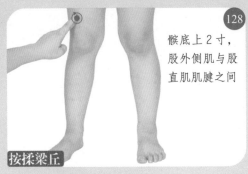

128 髌底上2寸，股外侧肌与股直肌肌腱之间

按揉梁丘

▲用拇指或中指指端按揉

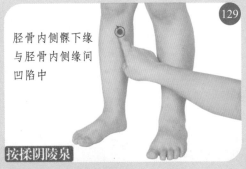

129 胫骨内侧髁下缘与胫骨内侧缘间凹陷中

按揉阴陵泉

▲用拇指或中指指端按揉

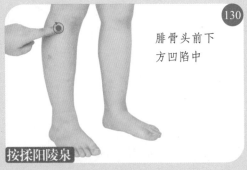

130 腓骨头前下方凹陷中

按揉阳陵泉

▲用拇指或中指指端按揉

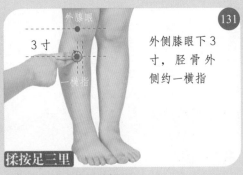

131 外侧膝眼下3寸，胫骨外侧约一横指

揉按足三里

▲用拇指或中指指端揉按

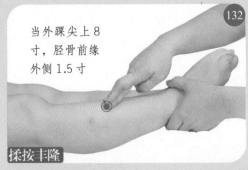

132 当外踝尖上8寸，胫骨前缘外侧1.5寸

揉按丰隆

▲用中指指端揉按

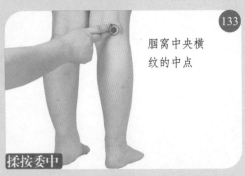

133 腘窝中央横纹的中点

揉按委中

▲用拇指或中指指端按而揉之，按1揉3

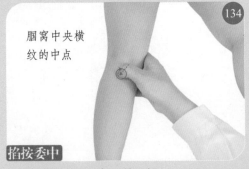

134 腘窝中央横纹的中点

掐按委中

▲用拇指甲掐后再揉，掐1揉3

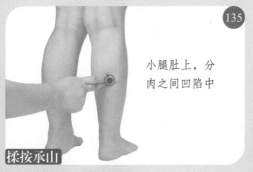

小腿肚上，分肉之间凹陷中

揉按承山

▲用拇指或中指指端揉按

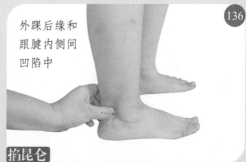

外踝后缘和跟腱内侧间凹陷中

掐昆仑

▲用拇指甲掐揉，掐1揉3

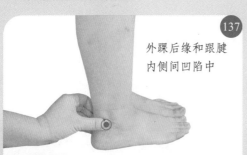

外踝后缘和跟腱内侧间凹陷中

揉按昆仑

▲用拇指按揉，按1揉3

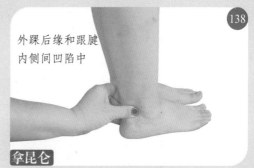

外踝后缘和跟腱内侧间凹陷中

拿昆仑

▲用拇指与食、中二指相对拿捏

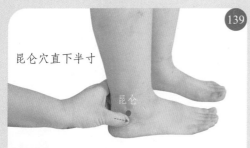

昆仑穴直下半寸

昆仑

掐仆参

▲用拇指甲掐后再揉，掐1揉3

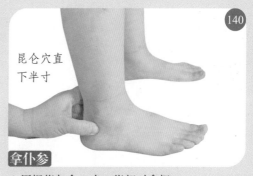

昆仑穴直下半寸

拿仆参

▲用拇指与食、中二指相对拿捏

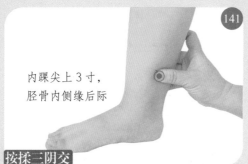

内踝尖上3寸，胫骨内侧缘后际

按揉三阴交

▲用拇指或中指指端按揉

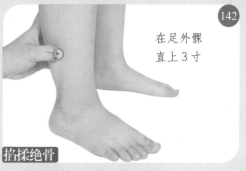

在足外踝直上3寸

掐揉绝骨

▲用拇指甲掐后再揉，掐1揉3

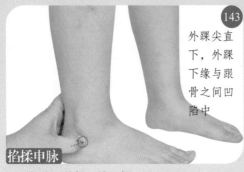

143

外踝尖直下，外踝下缘与跟骨之间凹陷中

掐揉申脉

▲用拇指甲掐揉，掐1揉3

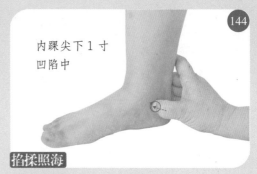

144

内踝尖下1寸凹陷中

掐揉照海

▲用拇指甲掐揉，掐1揉3

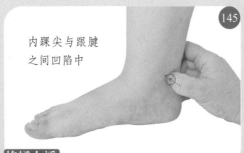

145

内踝尖与跟腱之间凹陷中

掐揉太溪

▲用拇指甲掐揉，掐1揉3

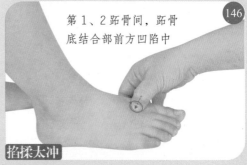

146

第1、2跖骨间，跖骨底结合部前方凹陷中

掐揉太冲

▲用拇指甲掐揉，掐1揉3

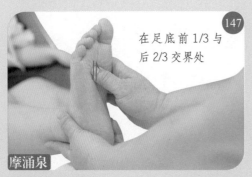

147

在足底前1/3与后2/3交界处

摩涌泉

▲用拇指指面轻擦

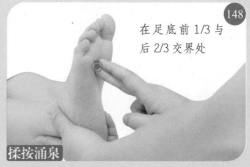

148

在足底前1/3与后2/3交界处

揉按涌泉

▲用拇指或中指指端揉按

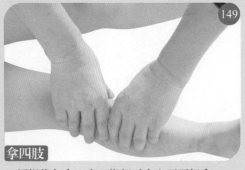

149

拿四肢

▲用拇指与食、中二指相对自上至下捏拿

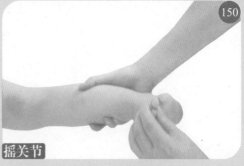

150

摇关节

▲手扶关节远近端，顺势缓摇之

说明：本索引收入第270～288页"穴位操作手法图示"中的全部穴位，穴位名称后面的数字是图示中的编号。穴位名称按照汉语拼音字母顺序排列。

穴位索引

穴位索引

穴位索引